整形外科
日常診療のエッセンス

脊椎

編集
紺野愼一
福島県立医科大学医学部整形外科学講座主任教授

MEDICAL VIEW

本書では，厳密な指示・副作用・投薬スケジュール等について記載されていますが，これらは変更される可能性があります．本書で言及されている薬品については，製品に添付されている製造者による情報を十分にご参照ください．

Essentials of the orthopaedic clinic: spine
(ISBN978-4-7583-1866-2 C3347)
Editor: Shin-ichi Konno

2019. 3.10 1st ed

©MEDICAL VIEW, 2019
Printed and Bound in Japan

Medical View Co., Ltd.
2-30 Ichigayahonmuracho, Shinjyukuku, Tokyo, 162-0845, Japan
E-mail   ed @ medicalview.co.jp

序 文

　若い医師にとって多忙な外来は苦痛に違いない．私自身がそうだった．1990年代からEBM（evidence-based medicine；科学的根拠に基づいた医療）が求められるようになった．この実践には，日々の科学者としての鍛錬が求められる．同時に目の前の患者にどう対応するかは，人間力が問われる．膨大な情報のなかから，目の前の患者にとってベストな治療法を選択するのは容易なことではない．若いころ私は外来で,「この診断でよいのか」「この治療法でよいのか」といつも悩んでいた．

　日常診療で腰痛を代表とする脊椎由来の疾患に遭遇することは多い．しかし脊椎由来の痛みの原因を明らかにすることは容易ではない．画像上の所見が必ずしも症状と関連するとは限らないからである．さらに，慢性痛は患者の心理社会的背景がその病態に深く関与している．現代の医療ではNBM（narrative-based medicine；物語に基づいた医療）が求められている．患者が対話を通じて語る病気になった理由や経緯，病気について今どのように考えているかなどの「物語」から，医師は病気の背景や人間関係を理解し，患者の抱えている問題に対して，全人的（身体的，精神・心理的，社会的）にアプローチする必要がある．NBMの実践には効率性と確実性が求められる．

　そこで本書では，日常診療のなかで経験する頻度の多い疾患のprofile，見逃してはいけない注意点，確定診断，そして保存療法から手術療法のターニングポイントを，現在わが国で最も活躍されている先生方に執筆していただいた．さらに，若手医師のために，外来で必要な基礎知識と診察の進め方を入れた．痛み領域の研究は日進月歩である．特に痛みの評価とメカニズムは，近年，パラダイムシフトが起きた領域である．治療は，治療戦略，保存療法，手術療法の3ステップに分けて記載していただいた．

　本書が，多忙な日常診療に邁進している実地医家の先生方や，実力を付けようとしている若手医師の方々に少しでも役立てば幸いである．

2019年1月

福島県立医科大学医学部整形外科学講座主任教授

紺野愼一

Contents

I 外来で必要な基礎知識

脊椎の解剖 ……………………………………………… 二階堂琢也,紺野愼一 2
頚椎の解剖 2　胸椎の解剖 5　腰椎の解剖 6

痛みの評価 ……………………………………… 住谷昌彦,阿部博昭,井上玲央 15
痛みの量的評価尺度 15　痛みの質的評価 16

痛みのメカニズム ……………………………………………………… 半場道子 22
痛覚投射経路 22　急性痛と慢性痛 22　痛みを発生機序から分類する 23

II 診察の進め方

問診 ………………………………………………………… 折田純久,大鳥精司 30
受診の目的 30　主訴の把握 30　病歴の作成 30
部位別にみた脊椎疾患に関する問診 35

理学所見の評価 ………………………………………………………… 相澤俊峰 40
視診 41　触診 42　脊柱所見 42　神経学的所見 43

鑑別疾患上重要な手技 ………………………………………………… 酒井大輔 48
内臓系に由来する腰背部痛 48　心因性に由来する腰背部痛 49
脊柱ならびに傍脊柱以外の運動器に由来する腰背部痛 51

画像検査の意義と限界(血液検査も含む)
……………………………………………………… 上原将志,髙橋 淳,加藤博之 56
単純X線 56　CT 59　MRI 59　脊髄腔造影 60　神経根造影,椎間板造影 61
症例供覧 61

再診時の注意点 ………………………………… 三上靖夫　64
初診時以降の経過の確認　64　身体診察の実施　64　画像所見の再確認　65
診断の見直し　66　治療方針の確認　67　病状・治療方針に対する理解の確認　67

患者への接し方 ………………………………… 寺井秀富　68
とにかく第一印象を大事にしよう　68

III 疾患別治療法

脊椎（全体）

- 脊柱側弯症 ……………………………………… 藤原憲太，根尾昌志　74
- 胸椎の外傷 ……………………………………… 岩渕真澄　94
- 後縦靱帯骨化症，黄色靱帯骨化症 ……………… 中前稔生，田中信弘　104
- 骨粗鬆症と骨粗鬆症性脊椎椎体骨折 …………… 加藤　剛　112

頸椎

- 頸椎症性神経根症，頸椎症性脊髄症 …… 田中雅人，山内太郎　125
- 頸椎椎間板ヘルニア …………………………… 大谷晃司　134
- 関節リウマチに伴う頸椎病変 …… 鈴木智人，高窪祐弥，高木理彰　144
- 頸椎の外傷 ……………………………………… 土井田　稔　154
- 頸部痛 …………………………………………… 井上　玄　166

腰椎

- 急性腰痛症 ……………………………………… 村上秀樹　179
- 慢性腰痛症 ……………………………………… 池本竜則　186
- 腰部脊柱管狭窄症 ……………………………… 岩﨑　博，山田　宏　197
- 腰椎椎間板ヘルニア …………………………… 手束文威，西良浩一　206
- 腰椎の外傷 ……………………………………… 坂野友啓，戸川大輔　215

索引 ……………………………………………………………………… 225

執筆者一覧

■ 編集

紺野愼一
福島県立医科大学医学部整形外科学講座主任教授

■ 執筆(掲載順)

二階堂琢也
福島県立医科大学医学部整形外科学講座准教授

紺野愼一
福島県立医科大学医学部整形外科学講座主任教授

住谷昌彦
東京大学医学部附属病院緩和ケア診療部部長/
麻酔科・痛みセンター

阿部博昭
東京大学医学部附属病院緩和ケア診療部/
麻酔科・痛みセンター

井上玲央
東京大学医学部附属病院緩和ケア診療部/
麻酔科・痛みセンター

半場道子
福島県立医科大学医学部整形外科学講座講師

折田純久
千葉大学大学院医学研究院整形外科学/
先端脊椎関節機能再建医学講座特任准教授

大鳥精司
千葉大学大学院医学研究院整形外科学教授

相澤俊峰
東北大学大学院医学系研究科整形外科学准教授

酒井大輔
東海大学医学部外科系整形外科学准教授

上原将志
信州大学医学部運動機能学教室

髙橋 淳
信州大学医学部運動機能学教室准教授

加藤博之
信州大学医学部運動機能学教室教授

三上靖夫
京都府立医科大学大学院医学研究科
リハビリテーション医学教授

寺井秀富
大阪市立大学大学院医学研究科整形外科学准教授

藤原憲太
大阪医科大学整形外科学教室講師

根尾昌志
大阪医科大学整形外科学教室教授

岩渕真澄
福島県立医科大学会津医療センター
整形外科・脊椎外科学講座准教授

中前稔生
広島大学大学院医歯薬保健学研究科整形外科学

田中信弘
JA広島総合病院整形外科主任部長

加藤 剛
青梅市立総合病院整形外科部長

田中雅人
岡山労災病院副院長

山内太郎
岡山労災病院整形外科部長

大谷晃司
福島県立医科大学医療人育成・支援センター
センター長, 主任教授

鈴木智人
山形大学医学部整形外科学講座

高窪祐弥
山形大学医学部附属病院リハビリテーション部准教授

高木理彰
山形大学医学部整形外科学講座教授

土井田 稔
岩手医科大学医学部整形外科学講座主任教授

井上 玄
北里大学医学部整形外科学准教授

村上秀樹
岩手医科大学医学部整形外科学講座准教授

池本竜則
愛知医科大学整形外科学講座講師

岩﨑 博
和歌山県立医科大学整形外科学講座准教授

山田 宏
和歌山県立医科大学整形外科学講座主任教授

手束文威
徳島大学大学院医歯薬学研究部運動機能外科学

西良浩一
徳島大学大学院医歯薬学研究部運動機能外科学主任教授

坂野友啓
浜松医科大学長寿運動器疾患教育研究講座

戸川大輔
浜松医科大学長寿運動器疾患教育研究講座特任准教授

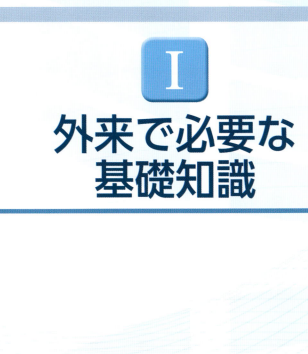

I
外来で必要な基礎知識

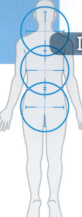

Ⅰ 外来で必要な基礎知識

脊椎の解剖

頚椎の解剖[1)]

頚部体表のランドマーク(図1)

体表のランドマークからおおよその椎体高位を予測できる．硬口蓋が環椎の前弓，下顎骨下縁がC2/3，舌骨がC3，甲状軟骨がC4〜C6，輪状軟骨がC6，頚動脈結節（Chassaignac結節）がC6高位の目安となる．

椎骨(図2a)

第1頚椎（環椎，C1）と第2頚椎（軸椎，C2）は上位頚椎とよばれ，頚椎の回旋に有利な形態をとる．第3頚椎から第7頚椎は類似した形態をとるが，棘突起の大きさや棘突起が二叉に分かれるか否かが異なる．横突起には横突孔があり，C6から上位の横突孔内には椎骨動脈が通っている．椎間孔外側部では，神経根が椎骨動脈の後方に位置する．

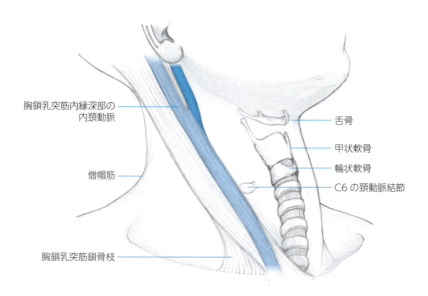

図1　頚部体表のランドマーク

関節突起・Luschka関節・椎間孔(図2b)

関節突起が前方に位置するほど椎間孔が狭くなり，神経根症の発生に関与するとされる。Luschka関節(neurocentral joint)は椎間孔の前壁を形成し，神経根や椎骨動脈と接しており，その変性変化による骨棘形成は症状を惹起しうる。椎間孔の最狭窄部は，入孔部から1～3mm末梢に存在する。

脊柱管

脊柱管内には，硬膜に包まれ脳脊髄液に浸る脊髄が存在する。脊柱管狭窄や変性変化により脊髄が圧迫されると脊髄症を呈する。単純X線側面像における脊柱管前後径は，脊髄症では健常者に比べて小さい。頚椎後屈によって上位椎体後下縁と下位椎弓上縁の距離が狭小することも脊髄症発症の重要な要因となる(dynamic stenosis, pincer mechanism)[2]。

椎間板

椎間板は中央に髄核があり，周りを線維輪が取り巻いている。線維輪は水平面では髄核を中心に同心円状に配列し，矢状面では髄核より前方が垂直に，後方が水平に近く走っている。この事実は，変性による線維輪亀裂を理解する際の参考になる。頚椎の変性は椎間板から始まる。

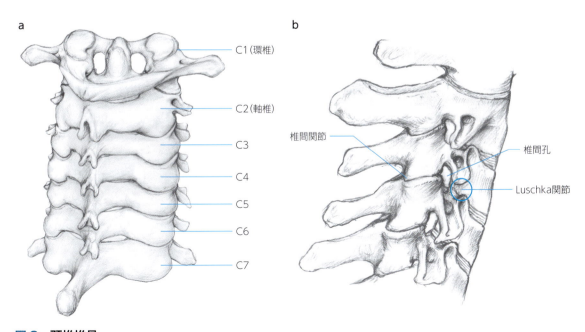

図2 頚椎椎骨

神経

脊髄のC5/6椎間高位は頚膨大とよばれ，脊髄が太い。前後径は約9mm，横径は12〜14mmである。

頚椎における脊椎高位と脊髄髄節高位の関係に注意が必要である。脊髄髄節は脊椎より1髄節頭側に存在する[3]。例えば，C4/5椎間高位にはC6髄節が存在し，C5/6椎間高位にはC7髄節が存在する(図3a)。

頚部神経根は硬膜からの分岐角度が，腰部神経根に比べて水平に近い。そのため，頚部神経根症の責任椎間は腰部神経根症と異なることに留意する(図3b)。

後根神経節の局在には高位差があり，下位神経根ほど末梢に局在している[4]。

靱帯

C1/2では，環椎横靱帯が環椎の前方転位を制御する最も重要な靱帯である。後縦靱帯は軸椎部で蓋膜から移行し，椎体後面を縦走する。後縦靱帯は浅層と深層の2層からなり，その下に骨膜が存在する。深層は骨膜と癒着している。黄色靱帯の付着部は，頭側は上位椎弓の中央から下1/3部に，尾側は下位椎弓の上縁である。黄色靱帯は伸展位で前方に突出する。この構造は頚部脊髄症発症の重要な一因である(図4)。

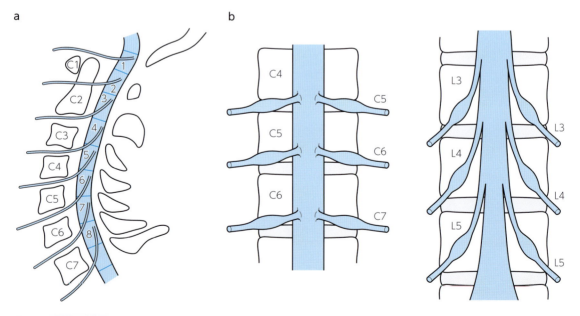

図3 頚椎の神経
a：頚椎における脊椎高位と脊髄髄節高位の関係
b：頚椎と腰椎の硬膜からの神経根分岐の違い

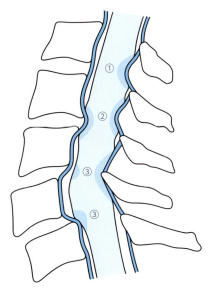

図4　黄色靱帯の絞扼による脊髄症発現機序
①黄色靱帯による絞扼
②椎体後方骨棘と黄色靱帯による絞扼
③ピンチ現象：椎体の後方すべりや前方すべりで発生しうる

胸椎の解剖

解剖学的特徴（図5）

　胸椎は，肋骨や胸骨とともに胸郭を形成しているため，頚椎や腰椎と比べて力学的に安定している。椎間関節の形状は前額面を向いており，前後屈の可動域は小さいが，左右回旋は比較的大きいという特徴を有する。また，胸椎部の脊柱管は比較的狭く，胸椎高位に存在している脊髄は脊髄前根動脈の発達が乏しく血流供給の面から不十分である。すなわち，胸椎部は力学的に安定している反面，神経生理学的には脆弱といえる。

　胸椎と腰椎の間である胸腰椎移行部は，一般に第11胸椎（T11）から第2腰椎（L2）までをいう。この部は，可動性の小さい胸椎と大きい腰椎の接合部であり，かつ胸椎で前額面を向いている椎間関節が腰椎では矢状面に向きを変えるという解剖学的特徴から，脊柱に加えられた外力が介達され，応力が集中しやすいという力学的特徴がある。従って，胸腰椎移行部は中下位頚椎と並んで脊椎外傷の好発部位である。

神経組織

　胸腰椎移行部の脊柱管には，脊髄円錐上部（epiconus），脊髄円錐部（conus），そして馬尾が存在しているため，この部位の病変では，複雑な神経症状を呈しやすい（図6）。脊髄円錐下端部の高位は成人の大部分では第1腰椎高位に位置する。ただし，腰仙椎部に移行椎を有する症例では，脊髄円錐下端部が頭側または尾側に偏位していることが多い。

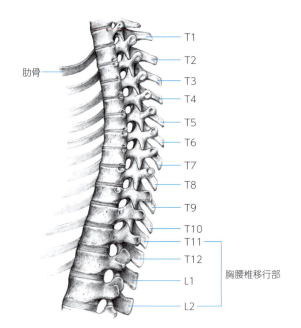

図5　胸椎

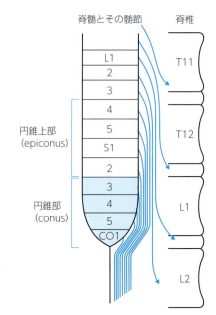

図6　脊髄円錐上部と円錐部

円錐上部はL4-S2の髄節を含む部位で，一般的に第12胸椎高位に存在する。円錐部はS3以下の髄節を含む部位で，およそ第1腰椎高位に存在する。

腰椎の解剖[5]

椎骨(図7)

・椎体・椎間板

　腰椎は最も大きい椎骨である。椎体は楕円形の筒状で，後方の脊柱管前壁を形成する部

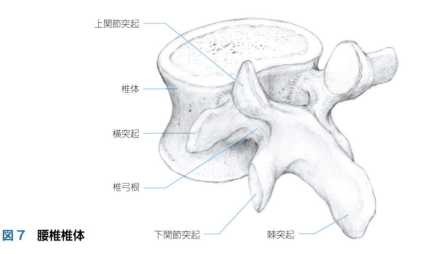

図7　腰椎椎体

分は陥凹している．頭尾側面は平坦で，軟骨終板を境として椎間板と連結している．前方アプローチでの触診時，膨隆している部分が椎間板，陥凹している部分が椎体高位と判断できる．椎体高位には分節動静脈が走行している．

- **椎弓根**

　椎体と後方要素を連結する骨柱で，厚い皮質骨からなる管状構造を呈している．前額断面は，上位腰椎では縦楕円形で，下位腰椎ほど横楕円形もしくは三角形を呈する．また，椎弓根の横断面では，後外側から前内側に傾斜しており，その傾斜は下位腰椎ほど強い．

- **横突起**

　椎弓根と椎弓の境界から側方に突出している．突起は頭・背側に傾斜している．第3腰椎で最も大きい．第5腰椎では，しばしば骨性あるいは関節性に仙骨と連続しており，移行椎とよばれる．

- **関節突起**

上関節突起：椎弓根後方部から頭側に伸びる突起で左右に存在する．突起の背内側で頭側隣接椎の下関節突起と関節を形成する．上関節突起の起始部内側は，脊柱管の外側陥凹部を形成する．腰部脊柱管狭窄の神経根障害では，外側陥凹部の狭窄が主因となることが多い．

下関節突起：椎弓から尾側に伸びる突起で左右に存在する．突起先端の腹外側で尾側隣接椎の上関節突起と関節を形成する．

関節間部 (pars interarticularis)：上関節突起基部と下関節突起基部の間の部分で椎弓根との接合部に当たる．この部分で骨性の連続が断たれた状態が脊椎分離である．

- **椎間関節**

　下関節突起と上関節突起からなる滑膜関節である．関節面は硝子軟骨からなり，滑膜と関節包に包まれている．関節面は，後外側に向かって開いており，矢状面とのなす角度は尾側ほど大きくなり，前額面に近づく．椎間関節の関節包には，腰神経後枝内側枝からの神経終末が分布している．腰神経後枝は，神経根から分岐した後，横突起間靱帯中で内側枝と外側枝に分かれ，内側枝は椎間関節に分枝し，隣接する上下の椎間関節を支配してい

る[6,7]。椎間関節は，脊柱の動きを制御するのと同時に脊柱の安定性に寄与している。特に腰仙椎部では，椎間関節はその形状の特徴から剪断力と回旋力に対して最大の抵抗因子となっている。

椎間孔

脊髄神経が通過する間隙である。頭側椎骨の椎弓根下面にある下椎切痕と尾側椎骨の椎弓根上面にある上椎切痕が椎間孔の頭尾側面を形成する。腹側面には，後縦靱帯に被覆された椎間板が存在する。背側面には，黄色靱帯が付着した椎間関節包が存在する。椎間孔では，内口部が外口部より狭い。すなわち，神経根管は尾側にいくほど広くなる。この事実は，神経根の除圧を行う際には，狭い神経根管の中枢から，より広くなる末梢に向かって行うことが合理的であることを支持する。椎間孔部では，上位椎のすべりや椎間関節・黄色靱帯の肥厚による背腹方向のpinchや椎間の狭小化・上位椎の高度のすべりによる頭尾方向のpinchによる神経根の圧痕が発生する[8]。椎間孔外部での神経根の圧痕は，圧痕形成部位の対側部に圧迫因子（counter part）が存在していないために，pinchではなく伸張（stretch）により圧痕が形成される。

椎間板(図8)

中心部の髄核とその周囲を囲む線維輪，軟骨終板で構成される。腰椎では，背側に比べて腹側が厚く，腰椎の前弯形成に寄与する。髄核は，中心部の後方寄りに存在する。若年成人の健常な髄核は，自由水を多く含む高粘稠性ゲルで構成される。線維輪は輪状の層状構造をしたコラーゲン線維により構成され，加齢の影響を受けやすい。前後屈，側屈，回旋運動など脊柱の三次元的な動きを可能にすると同時に，脊椎長軸方向の圧を緩衝している。椎体や椎間板を中心とした前方要素には70％程度の荷重分担があり，椎間板内圧は姿勢により大きく変化することが知られている。腰椎の運動や姿勢によって椎間板内圧は大きく変化する。仰臥位で椎間板内圧は最も低く，直立位で上昇し，腰椎前屈位でさらに

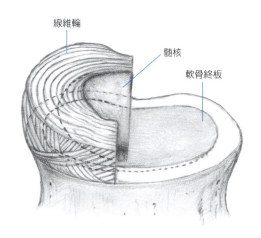

図8　腰椎椎間板

上昇する。座位での椎間板内圧は，臥位や立位よりも高い。

靱帯

・前縦靱帯
椎体間を連結する靱帯で，椎体と椎間板の前面を覆う靱帯である。頚椎から仙椎まで全脊柱を連結している。伸展力に対して脊柱の前方部分が離開するのを防ぐ。

・後縦靱帯
椎体と椎間板の後面を覆う靱帯で，腰椎部では椎体高位で幅が狭く，椎間板高位で左右に広がるという形態を呈する。下位腰椎ほど靱帯の幅は狭くなり，L5高位では紐状となる（図9）。

・黄色靱帯
隣接する椎弓間を連結する，左右1対の弾性線維からなる靱帯である。脊柱管の後壁の一部を構成する。頭側では，椎弓腹側中央1/3に付着している。尾側では，正中側は椎弓上縁に付着し，外側部は椎間関節の腹側面から上関節突起の基部に付着している。黄色靱帯の付着部は，線維が粗になる。左右の黄色靱帯は，正中に向かって切り込んだ形態をとり，黄色靱帯付着部の正中では，硬膜外脂肪組織が認められるため，この脂肪組織が正中部硬膜外を示すランドマークになる[9]。

・椎間孔靱帯（図10）[8]
L1/2からL4/5椎間孔靱帯は，椎間孔外口部から浅層と深層の2層に分かれている。各層はそれぞれ2種類の靱帯で構成される。浅層は椎間孔を斜めに交叉する靱帯（superior

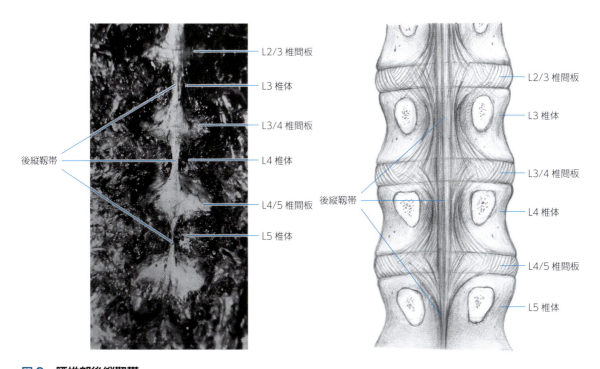

図9　腰椎部後縦靱帯

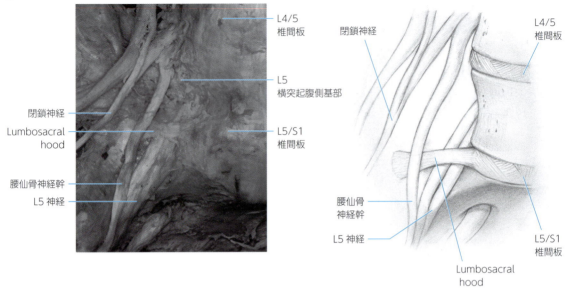

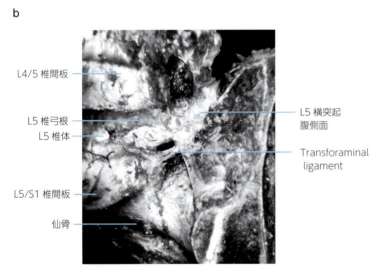

図10　椎間孔靱帯
a：Lumbosacral hood
b：Transforaminal ligament

corporotransvers ligament と inferior corporotransvers ligament）で，深層は椎間孔をほぼ水平に横切り，椎間孔の上下端を区分する靱帯（transforaminal ligament）である．深層の2つの靱帯により区分された上方の空間には動脈，中央の空間には神経根，下方の空間には静脈が走行している．

　L5/S1椎間孔靱帯は，浅層と深層の2層に分かれているが，各層を構成する靱帯は1種類である．浅層の靱帯はアーケード状の構造（lumbosacral hood）を呈している．深層では椎間孔を横切る紐状の靱帯（transforaminal ligament）が存在する．

体幹筋群（図11）

・**形態**

　腰椎後方の筋群には，正中から外側に向かって，多裂筋，最長筋，腸肋筋がある。このうち，最長筋と腸肋筋は脊柱起立筋とよばれる。これらの筋群の背側は，厚い胸腰筋膜で覆われており，1つのコンパートメント内に存在する。腰背筋コンパートメントの背側と外側は，胸腰筋膜，腹側は腰椎横突起と横突起間靱帯とそれに付着する胸腰筋膜，内側は腰椎棘突起と棘間靱帯により区画されている。

　腰椎の前側方部には，大腰筋がある。大腰筋の外側には腰方形筋があり，腹腔の後壁となる。

　腹側筋には，腹直筋，外腹斜筋，内腹斜筋，腹横筋がある。腹直筋は，正中部の白線を境界として両側に存在し，腹腔前壁を形成する。

・**多裂筋**

　腰背筋のなかでは最も大きい。頭側付着部は多分節性であり，第1腰椎（L1）～第5腰椎（L5）の棘突起下縁から起こる。下方へ放射状に拡がり，下位腰椎の乳様突起および仙骨に停止する。

・**最長筋**

　胸椎成分は胸椎と肋骨から起始し，仙骨背面に停止する。腰椎成分は胸椎成分より深部に位置し，腰椎横突起背側面の内側部から起始し，上後腸骨棘の内側面に停止する。

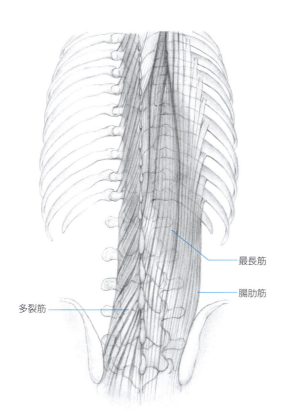

図11　体幹筋群

・腸肋筋
　胸椎成分は肋骨から起始し，腰椎成分は腰椎横突起先端から起始する。両者とも上後腸骨棘の外側に停止する。

神経組織

・脊柱管内における脊髄神経（図12a）[10, 11]

　馬尾の配列は，三次元的に規則正しい配列を呈している。横断面では，各神経根の前根と後根が一組となり，馬尾は頭側から尾側に向かって硬膜から分岐していく順に従って，中央から外側に規則正しくその位置を変える。つまり，最も頭側で分岐している脊髄神経が，その高位での脊柱管の最外側に位置している。すなわち，ある椎間で硬膜内の最外側に位置している脊髄神経は，その高位で分岐して硬膜外腔へ出る脊髄神経である。神経障害の上限は，脊柱管の最外側に位置する神経によるものであるため，神経障害の上限が責任椎間と判定できる。

・腰仙椎部神経根（図12b）[8]

　神経根は脊髄から分岐し，馬尾を形成している前根と後根で構成されている。椎間孔部では，後根は神経節を形成し，紡錘形を呈する。神経根表面は硬膜から連続する組織で覆われ，後根神経節の尾側端で神経外膜に移行する。椎間孔を通過した神経根は前枝と後枝に分岐する。後根神経節のすぐ末梢部で交感神経系の灰白交通枝が脊髄神経に入る。

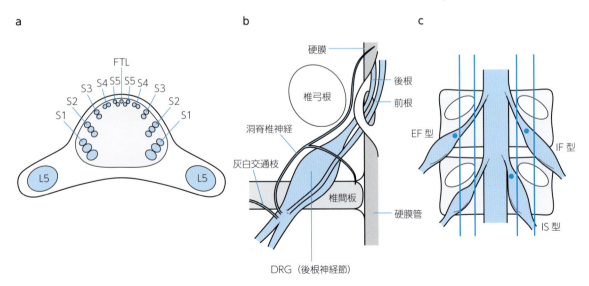

図12　神経組織
a：馬尾の配列
b：腰仙椎部神経根
c：後根神経節の局在
IS型（intraspinal type）：後根神経節が椎弓根の内側に存在する。
IF型（intraforaminal type）：椎弓根の内縁を結ぶ線より外側で椎間孔内に存在する。
EF型（extraforaminal type）：椎弓根の中心を結ぶ線より外側に位置する。

頚椎　胸椎　腰椎

I 脊椎の解剖

- **後根神経節の局在（図12c）**[10, 11]

椎弓根との関係から3型に分類できる。後根神経節が椎弓根の内側に存在するintraspinal type（IS型），椎弓根の内縁を結ぶ線より外側で椎間孔内に存在するintraforaminal type（IF型），および椎弓根の中心を結ぶ線より外側に位置するextraforaminal type（EF型）である。最も中枢に局在するIS型では，圧痕形成頻度が高い。後根神経節の局在は，神経根の高位によって異なっている。後根神経節は，下位にいくに従って中枢側に偏位している比率が高くなる。後根神経節が中枢側に局在していれば神経根分岐高位はより頭側に存在している。つまり，後根神経節が中枢側に局在している神経根は，より狭い神経根管の部分に神経根分岐部か後根神経節が局在するために相対的に圧迫を受けやすい可能性がある。また，後根神経節の局在は必ずしも左右対称ではないことに留意する。

- **洞脊椎神経**

後根神経節の末梢で分岐し，反回して椎間孔内に入り，脊柱管内の後縦靱帯や硬膜などに分布する。下位腰椎部の洞脊椎神経には，上位腰椎の後根神経節に由来し，交感神経幹を経由している神経線維が含まれている。

- **腰神経叢（図13a）**[12, 13]

L1～L4神経の前枝が大腰筋内で腰神経叢を形成する。陰部大腿神経は，L2～L4高位で大腰筋を貫通し，大腰筋腹側へ現れる。腰椎に対する前方手術のなかで，大腰筋を操作する必要のある手術では，大腿神経や陰部大腿神経などを分岐する腰神経叢や神経根が大

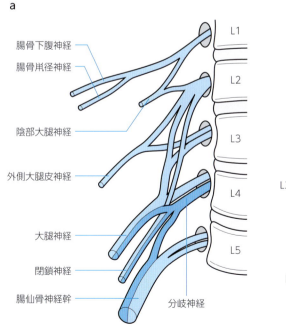
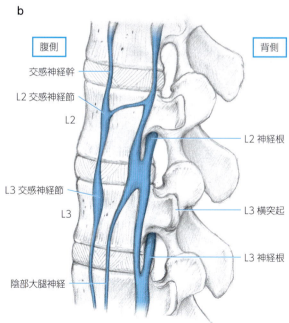

図13　腰神経叢と交感神経幹
a：腰神経叢
b：交感神経幹

腰筋と密接して走行しているため，それらを損傷する危険性がある。損傷の危険のある腰神経叢と神経根は，L2/3高位から頭側では，椎体背側1/4から腹側に存在しない。L3椎体の頭側1/3高位からL4/5高位の間では，腰神経叢と神経根のうち陰部大腿神経のみが，椎体背側1/4よりも腹側に局在している。これらの解剖学的事実から，陰部大腿神経を除いた腰神経叢に対する安全域は，L4/5高位から頭側であるといえる。しかし，陰部大腿神経を含めた安全域を考えると，安全域はさらに狭くなり，陰部大腿神経が大腰筋を貫く高位から頭側（L2/3から頭側）となる。L2/3高位より尾側での大腰筋の展開を考えると，椎体腹側面には神経が存在しないため椎体腹側から展開を開始するのが安全である。L5/S1高位では，L4，L5神経根，大腿神経，および閉鎖神経は大腰筋の背側に存在する。このため，それらの神経組織を直接確認して保護する必要がある。

- **交感神経幹（図13b）**[12]

腰椎部では椎体前方部の左右傍正中部で大腰筋の内側縁に沿って下行する。腰椎部では，各椎体高位に交感神経節を形成し，灰白交通枝や椎体周辺へ分枝を出している。

- **分岐神経**[14]

腰神経叢と仙骨神経叢の両方にまたがって分岐している独立した脊髄神経である。分岐神経は，固有の後根神経節を有し，その前枝は腰仙骨神経幹，大腿神経，および閉鎖神経に分岐し，伸筋群と屈筋群の双方を支配している。分岐神経の存在する椎間孔では2本の神経が存在する。分岐神経の起源は，第3腰神経根から第5腰神経根までの間に存在し，高位別に6型に分類される。例えば，第5腰神経根に分岐神経が伴走する頻度は9％である。もし，分岐神経が第5腰神経根に伴走していれば，障害を受けたときに出現する症状は第4腰神経根障害と第5腰神経根障害の両者が出現する可能性がある。

（二階堂琢也，紺野愼一）

文献

1) 矢吹省司. 頚椎の外来. 菊地臣一編. 東京：メジカルビュー社；1998. p2-10.
2) 片岡 治, 栗原 章, 圓尾宗司. 頚椎症性脊髄症におけるdynamic canal stenosisについて. 臨整外 1975；10：1133-43.
3) 都築暢之. 頚椎と頚髄の高位関係. 脊椎脊髄 1993；6：401-8.
4) Yabuki S, Kikuchi S. Positions of dorsal root ganglia in the cervical spine. An anatomic and clinical study. Spine 1996；21：1513-6.
5) 佐藤勝彦. 腰椎の外来. 菊地臣一編. 東京：メジカルビュー社；1997. p2-12.
6) Bogduk N, Long DM. The anatomy of the so-called "articular nerves" and their relationship to facet degeneration in the treatment of low-back pain. J Neurosurg 1979；51：172-7.
7) 源田伸博. 日本人腰神経後枝の内側枝に関する研究. 日医大誌 1968；35：235-44.
8) 佐藤勝彦. 腰椎椎間孔の機能解剖. 脊椎脊髄 2010；23：503-8.
9) 中川幸洋, 吉田宗人, 山田 宏, ほか. 腰部脊柱管狭窄症に対する片側進入両側アプローチ. 整・災外 2008；51：27-34.
10) 菊地臣一. 腰痛. 東京：医学書院. 2003.
11) 茂呂貴知, 菊地臣一, 紺野愼一. 腰椎の臨床解剖. CLINICAL CALCIUM 2005；15：359-64.
12) Moro T, Kikuchi S, Konno S, et al. An anatomic study of the lumbar plexus with respect to retroperitoneal endoscopic surgery. Spine 2003；28：423-8.
13) 紺野愼一, 菊地臣一. 腰椎アプローチ（前方）. J MIOS 2005；35：23-7.
14) Kikuchi S, Hasue M, Nishiyama K, et al. Anatomic features of the furcal nerve and its clinical significance. Spine 1986；11：1002-7.

Ⅰ 外来で必要な基礎知識

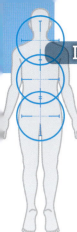

痛みの評価

　痛みは組織の実質的ないし潜在的な傷害と関連した，あるいはこのような傷害と関連して述べられる不快な感覚的かつ情動的体験であり，主観的な経験である。このような主観的な経験を臨床的かつ科学的に正しく扱うことを目的として，痛みの量的評価とともに質的評価が行われてきた。このような痛みの評価は重症度だけでなく，その病態を推察し適切な治療選択につながる。さらに，痛みの評価では，患者自身の健康に対する考えや治療に対するアドヒアランス評価も重要である。

痛みの量的評価尺度

　痛みの重症度に応じた治療のrisk-benefitは変化する。例えば，世界保健機関（World Health Organization；WHO）が，がん性疼痛に対して提案している3段階鎮痛ラダーでは，痛みの重症度に応じて推奨する薬物療法が異なっており，強い痛みに対しては比較的副作用は強く発現する可能性があるが鎮痛効果も強い強オピオイドが選択される。このように臨床的には，痛みの量的評価（痛みの強度・重症度）を実施することは，治療方針の決定や鎮痛薬の有効性の判断のために必須である。

口頭式評価尺度 – verbal rating scale

　痛みの強度を「痛みがない」「軽度」「中等度」「重度」といった言葉で表現する尺度である。痛みの状態を非常に簡単に評価できる一方，実臨床での使用は便利であるが，各単語の境界が曖昧で経時的変化をとらえがたい欠点があり，治療効果判定のための感度は低い。

視覚的評価尺度 – visual analogue scale（VAS）

　患者（被検者）が感じている痛みを，10cmの横棒線のうち左端の「痛みがない」から右端の「想像できる最大の痛み」までの間のどこに該当するかに印を付けさせ，「痛みがない」（＝0）から印までの距離をミリメートルという0〜100mmまでの101段階で表現し定量化する。VASは痛みを数値化して扱うことができ，薬物療法などの治療の効果判定がしやすい。VASは痛みの重症度評価以外にも，痛みに関連した不快さ（どれくらい不快か？）などの定量的評価にも用いられる。

数値化評価尺度 – numerical rating scale (NRS)

NRSも痛みの強度を数値化する評価法である。NRSは0～10までの11個の数字を「0＝痛みがない」「10＝想像できる最大の痛み」と設定し，口頭で痛みの強さの数字（整数）を回答させる（0～10までの11個の整数を提示して整数を○で囲ませる方法もある）。

> **POINT** NRSは整数で回答させるため，痛みの絶対値評価をより端的に行い曖昧さを排除できる。そのため，疼痛治療に関する臨床試験などではVASよりもNRSを用いたほうが鎮痛効果の感度が高まる可能性が指摘されている[1]。

痛みの質的評価

われわれが日常的に経験する痛みを例に挙げると，皮膚を剪刀で切ったときの痛みと筋肉が攣ったときの痛みが同じ重症度であったとしても，疼痛の性質は大きく異なる。異なる痛みの性質は異なる痛みの発症メカニズムに起因すると考えられており，臨床症状の特徴とともに診断の参考になる（**表1**）[2]。

これまで著者ら[3]は，四肢切断後の幻肢痛や脊髄損傷後疼痛患者に対して，鏡を用いた神経リハビリテーション治療（鏡療法）を行い，鏡療法は「ナイフで刺されているような」「電気ショックのような」など，皮膚表面で感じているような痛みの性質には無効である一方，

表1 神経障害性疼痛と侵害受容性（炎症性）疼痛の一般的な特徴の相違点

		神経障害性疼痛	侵害受容性（炎症性）疼痛
陽性症状/徴候	傷害部位の自発痛	あり	あり
	侵害温熱刺激に対する痛覚過敏	まれにある	頻度が高い
	冷刺激に対するアロディニア	頻度が高い	まれにある
	圧刺激に対する感覚閾値の増加と痛覚過敏	しばしばある	基本的にない
	体性感覚刺激の後に，その刺激感が続くこと	しばしばある	まれにある
	特徴的な自覚症状	発作痛，灼熱痛	ズキズキする痛み
	傷害部位よりも広がる痛み	基本的にない	基本的にない
陰性症状/徴候	傷害神経領域の感覚障害	あり	なし
	傷害神経領域の運動障害	しばしばある	なし

（文献2より改変）

「関節を捻られるような」「筋肉を絞られるような」など，深部組織で感じているような痛みの性質にはきわめて有効であることを明らかにした。これは痛みの性質により治療効果が異なることを示しており，痛みの性質が発症機序を現している好例である。このような考えに基づき，一般診療ではまだ十分に認知されておらず適切な薬物療法や治療戦略が導入されていない神経障害性疼痛について，painDETECT（図1）[4]やLeeds Assessment of the Neuropathic Symptoms and Signs Pain Scale（LANSS，図2）[5]，DN4（図3）[6]などの痛みの性質から病態（神経障害性疼痛）を推察するスクリーニングツールが開発されている。著者ら[7]は，腰痛症・脊椎疾患において神経障害性疼痛を特に抽出するSpine painDETECTの開発も行っている。これは，painDETECTのうち2項目の質問について，

[電気ショックのような痛みの点数 (0〜5)] × (−4) + [しびれたような痛みの点数 (0〜5) ×9] −11

の値が0よりも大きければ神経障害性疼痛である可能性を示すものであり，非常に簡便な評価法である。いずれのスクリーニングツールも必ずしも特異度は高くないが，神経障害性疼痛とその疑い例は十分な治療効果が実感できないためか，複数の医療機関を受診する傾向が高いことが示されており[8]，神経障害性疼痛に応じた薬物療法の早期導入および専門医療機関への紹介の判断材料として積極的な活用が望まれる。

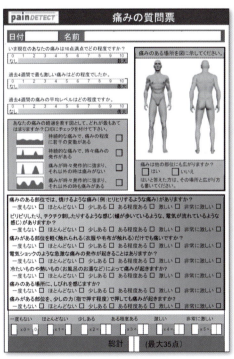
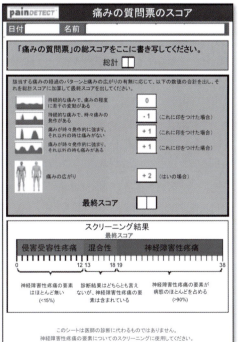

(文献4より)

図1 painDETECT 日本語版
painDETECTは神経障害性疼痛をスクリーニングするために開発され，その妥当性・有用性が検証されている。

```
                            LANSS痛みスケール

名前＿＿＿＿＿＿＿＿＿＿＿＿＿＿＿＿　日付＿＿＿＿＿＿＿＿＿＿

この痛みのスケールは、痛みを伝える神経が問題なくはたらいているかを調べる際に役立ちます。
どのような痛みの治療が必要か見極めるために、神経のはたらきを調べておくことが重要です。

A. 痛みに関する質問
■ 最近1週間を通して、痛みをどう感じていたかを思い出してください
■ 以下の質問について、あなたの痛みにあてはまるものをどちらか選んでください

1）皮膚に感じる痛みは変な感覚や不快な感覚がありましたか。例えば、チクチクする感じ、ヒリ
　ヒリする感じ、あるいは、ピリピリする感じでしたか。
         a）いいえ　（そのような感覚ではない）
         b）はい　　（そのような感覚であった）

2）痛みのある部分は、痛みのない正常な皮膚とは見た目が違いましたか。例えば、皮膚がまだら
　模様に変化したり、赤みやピンクがかったりしていましたか。
         a）いいえ　（皮膚の見た目に変化はなかった）
         b）はい　　（痛みのない正常な皮膚とは見た目が違った）

3）痛みのある部分に触れると皮膚は極端に敏感でしたか。例えば、皮膚を軽くなでたときに不快
　に感じたり、きつめの衣服を着たときに痛みを感じたりしましたか。
         a）いいえ　（それほど敏感ではなかった）
         b）はい　　（極端に敏感だった）

4）じっとしているときでも、明らかな理由もなく痛みが突然起きたり、強くなったりすることは
　ありましたか。例えば、電気ショックのような痛み、びくっとするような痛み、あるいは張り
　裂けそうな痛みを感じましたか。
         a）いいえ　（そのような痛みは感じなかった）
         b）はい　　（そのような痛みを感じた）

5）痛みのある部分では、皮膚の温度が極端に変化したように感じましたか。例えば、熱いような
　感じ、あるいは焼けるような感じでしたか。
         a）いいえ　（そのような感じではなかった）
         b）はい　　（そのように感じた）
```

B. 感覚検査
痛みの部位とその反対側あるいは隣接する正常部位におけるアロディニアの存在とピンプリックによる痛覚閾値の変化を比較し、皮膚過敏性を検査する。
■ 以下の検査について、該当するものをどちらか選ぶ

1）アロディニア（触覚刺激で痛みが起きること）
綿で正常部位、続いて痛みの部位を軽く撫で、その反応を検査する。正常部位では通常の感覚であるが、痛みの部位を撫でたときに痛みあるいは不快な感覚（ヒリヒリ感、嫌な感じ）がある場合に、アロディニアが存在すると診断する。
         a）いいえ　（どちらも通常の感覚である）
         b）はい　　（痛みの部位にアロディニアがある）

2）ピンプリックに対する痛覚閾値の変化（Pin-Prick Threshold：PPT）
2ml注射器に取りつけた23ゲージ針（水色）を正常部位、続いて痛みの部位の皮膚にそっと押しあて、その反応を比較し、ピンプリック痛覚閾値を検査する。
正常部位では鋭い針刺激を感じるにも関わらず、痛みの部位では異なる反応を示す場合はPPTが変化していると判断する。例えば、無感覚/感覚の鈍化（PPTの上昇）または非常に強い痛み（PPTの低下）といった場合である。
痛みの部位、正常部位のいずれでも針刺激を感じない場合は、少しずつ加圧し、同じことを繰り返す（注意：皮膚を損傷しないように注意する）
         a）いいえ　（どちらの部位も同じ感覚である）
         b）はい　　（痛みの部位でPPTの変化を認める）

（文献5より）

図2　Leeds Assessment of the Neuropathic Symptoms and Signs Pain Scale（LANSS）
LANSSは神経障害性疼痛をスクリーニングするために開発され、その妥当性・有用性が検証されている。

	あり	ない
1. 焼けるような痛み		
2. 凍てつくような痛み		
3. 電気が走るような痛み		
4. ヒリヒリする		
5. チクチクする		
6. しびれ		
7. かゆみ		
8. 触覚鈍麻		
9. 痛覚鈍麻		
10. 軽く触れることによる痛み		
（合計）	/10	

図3　神経障害性疼痛スクリーニングツール DN4
DN4はフランスで開発された神経障害性疼痛スクリーニングツールである（注：日本語版の妥当性は検証されていない）。

（文献6より改変）

　神経障害性疼痛の重症度評価は、painDETECTでもおおむね評価できるものの[9]、痛みの性質ごとに重症度を点数化し、それらを合計することによって総合的な重症度を評価する神経障害性疼痛に特化した質問票である神経障害性疼痛重症度評価ツール（neuropathic pain symptom inventory；NPSI）も開発されている（**図4**）[10]。NPSIを用いて神経障害性疼

神経障害性疼痛重症度評価ツール日本語版(Neuropathic Pain Symptom Inventory；NPSI)

日付：
名前：
性別：　男　　女
年齢：

あなたが感じている神経系の障害によって引き起こされる疼痛にはいくつかのタイプがあることが知られています。"自発痛"，すなわち疼痛刺激が無いにも関わらず起こる痛みを感じていて，そしてその痛みはずっと続いているか，あるいは発作的に痛みが起こっていると思います。さらに，痛みを感じている場所の皮膚表面をこすられたり押されたり，冷たいもので触られたりすると痛みが生じたり，自発痛が強くなる可能性があります。
この質問票は，あなたが感じている様々なタイプの疼痛に対して，あなたの主治医がより的確に評価し，より良い治療へと繋げることを目的としています。

あなたが感じている**"自発痛"(刺激が無くても感じる痛みのこと)**について教えてください。
以下の質問で，あなたが過去24時間に感じた"自発痛"の平均的な強さを最も的確に表す数字を選んでください(下記の数字のうち，一つだけ○で囲んでください)。
0は，下記の質問にあるような自発痛を感じていなかったことを意味します。

1. 焼け付くような自発痛がありますか?
(ない)0 1 2 3 4 5 6 7 8 9 10(想像しうる最も強い焼け付くような痛み)

2. 絞り上げられるような自発痛がありますか?
(ない)0 1 2 3 4 5 6 7 8 9 10(想像しうる最も強い絞り上げられるような痛み)

3. 圧迫されるような自発痛がありますか?
(ない)0 1 2 3 4 5 6 7 8 9 10(想像しうる最も強い圧迫されるような痛み)

4. 過去24時間のうち，どれくらいの時間"自発痛"がありましたか?
最も適切なものを下記のうちから一つ選んでください。
・12時間以上，持続的にあった　＿
・8～12時間の間　＿
・4～7時間の間　＿
・1～3時間の間　＿
・1時間以内　＿

ここからの質問は，あなたが感じている**"発作痛(発作的に起こる痛みのこと)"**について教えてください。以下の質問で，あなたが過去24時間に感じた"発作痛"の平均的な強さを最も的確に表す数字を選んでください(下記の数字のうち，一つだけ○で囲んでください)。
0は，下記の質問にあるような発作痛を感じていなかったことを意味します。

1

5. 電気ショックのような発作痛がありますか?
(ない)0 1 2 3 4 5 6 7 8 9 10(想像しうる最も強い電気ショックのような痛み)

6. 刃物で刺されるような発作痛がありますか?
(ない)0 1 2 3 4 5 6 7 8 9 10(想像しうる最も強い刺されるような痛み)

7. 過去24時間のうち，どれくらいの回数，"発作痛"がありましたか?
最も適切なものを下記のうちから一つ選んでください。
・20回以上　＿
・11～20回　＿
・6～10回　＿
・1～5回　＿
・0回(発作痛は無かった)　＿

ここからは，痛みを感じている皮膚表面をこすられたり押されたり，あるいは冷たいもので触られたりすると痛みが起こったり，自発痛が強くなる**"誘発痛"**について質問します。以下の質問で，あなたが過去24時間に感じた"誘発痛"の平均的な強さを最も的確に表す数字を選んでください(下記の数字のうち，一つだけ○で囲んでください)。
0は，下記の質問にあるような誘発痛を感じていなかったことを意味します。

8. 痛みを感じている場所の皮膚をこすられると疼痛が起こったり，自発痛が強くなりますか?
(ない)0 1 2 3 4 5 6 7 8 9 10(想像しうる最も強い痛みが誘発される)

9. 痛みを感じている場所の皮膚を押されると疼痛が起こったり，自発痛が強くなりますか?
(ない)0 1 2 3 4 5 6 7 8 9 10(想像しうる最も強い痛みが誘発される)

10. 痛みを感じている場所を冷たいもので触れると疼痛が起こったり，自発痛が強くなりますか?
(ない)0 1 2 3 4 5 6 7 8 9 10(想像しうる最も強い痛みが誘発される)

ここからは，痛みを感じている場所に痛み以外の異常な感覚があるかについての質問です。以下の質問で，あなたが過去24時間に感じた異常感覚の平均的な強さを最も的確に表す数字を選んでください(下記の数字のうち，一つだけ○で囲んでください)。
0は，下記の質問にあるような異常感覚を感じていなかったことを意味します。

11. 針でチクチクとつつかれるような感覚はありますか?
(ない)0 1 2 3 4 5 6 7 8 9 10(想像しうる最も強いチクチクとした感覚)

12. ビリビリとした痺れたような感覚はありますか?
(ない)0 1 2 3 4 5 6 7 8 9 10(想像しうる最も強い痺れ感覚)

2

【結果】

得点総計

A. Q1 =
B. Q2+Q3 =
C. Q5+Q6 =
D. Q8+Q9+Q10 =
E. Q11+Q12 =
(A+B+C+D+E) = /100

小計

焼け付くような痛み(皮膚表面)
自発痛：
Q1 = /10

圧迫されるような痛み(深部組織)
自発痛：
(Q2+Q3)/2 = /10

発作痛：
(Q5+Q6)/2 = /10

誘発痛：
(Q8+Q9+Q10)/3 = /10

異常感覚・知覚障害：
(Q11+Q12)/2 = /10

3

図4　神経障害性疼痛重症度評価ツール(Neuropathic Pain Symptom Inventory；NPSI)日本語版

10個の疼痛の性質を自発痛，発作痛，誘発痛，異常感覚の要素に分類し，それぞれについて点数化することによって痛みの性質と要素に応じた重症度評価ができる。

(文献10より)

この栄養成分表は，500グラムのアイスクリーム箱の裏面に記載されているものです。

栄養成分表		
分量(1個あたり)	100ml	
1箱あたりの内容量(個)	4	
含有量	(1個あたり)	
キロカロリー(kcal)	250	
脂肪キロカロリー(kcal)	120	
	%	(成人1日摂取量に対する割合)
総脂質	13g	20%*
飽和脂肪酸	9g	40%*
コレステロール	28mg	12%*
ナトリウム	55mg	2%*
総炭水化物	30g	12%*
食物繊維	2g	
糖類	23g	
タンパク質	4g	8%

*成人1日摂取量に対する割合は，2000kcalの食事に基づいて計算しています。
実際のあなたの1日摂取カロリーの必要量は，2000kcalよりも高い(あるいは低い)可能性があります。

含有成分：乳脂，脱脂粉乳，液糖，水，卵黄，ブラウンシュガー，乳脂肪，ピーナッツ油，砂糖，バター，食塩，カラギーナン，バニラ抽出物

1. この箱のアイスクリームを全部食べると，何キロカロリー食べたことになるでしょうか?
答：(＿＿＿＿＿＿＿＿＿＿)
2. 間食として炭水化物を60グラム食べることが認められているとすると，どれくらいの量のアイスクリームを食べてよいでしょうか?
答：(＿＿＿＿＿＿＿＿＿＿)
3. あなたはお医者さんから，食事でとる飽和脂肪酸の量を減らすように指導されています。あなたは通常，1日に42グラムの飽和脂肪酸を摂取しており，その中には1個分のアイスクリームも含まれています。アイスクリームを食べるのをやめると，1日の飽和脂肪酸の摂取量は何グラムになるでしょうか?
答：(＿＿＿＿＿＿＿＿＿＿)
4. あなたが通常1日に2500キロカロリーを摂取しているとして，アイスクリーム1個を食べると，1日の総カロリー摂取量の何パーセント分を食べたことになるでしょうか?
答：(＿＿＿＿＿＿＿＿＿＿)

仮に以下の物質に対するアレルギーをあなたが持っているとします：
ペニシリン，ピーナッツ，ラテックス手袋，ハチ毒
5. あなたはこのアイスクリームを食べても大丈夫でしょうか?　はい　いいえ
6. もし問5で食べてはいけないと思う場合，そのように思う理由を書いて下さい?
(＿＿＿＿＿＿＿＿＿＿＿＿＿＿＿＿＿＿＿＿)

(文献12より)

図5　Newest Vital Sign (NVS) 日本語版

ヘルスリテラシー(健康関連教養)のなかでも特に数字に関連する教養を調査できる質問票である。

痛治療の知見を蓄積することによって，痛みの性質に応じて特異的に有効な治療法の発見や，神経障害性疼痛の病態解明につながる可能性が期待されている。

おわりに

慢性疼痛患者では治療アドヒアランスが比較的低い可能性が指摘[11]されており，治療アドヒアランスの評価としてヘルスリテラシー(health literacy)が注目されている。ヘルスリテラシーは健康関連教養とも訳され，患者自身が疾患を正しく理解し，処方された薬剤を正しく使用し，健康に悪影響を与える要因を避け，健康を維持・増進するために必要な要因に積極的に取り組む医療における望ましい行動パターンのことである。薬剤の適正使用のためには服薬回数や錠数などの数字に関連したヘルスリテラシーが欠かせないため，著者らは数的ヘルスリテラシーの評価ツールであるNewest Vital Sign (NVS)の日本語版を開発した(**図5**)[12]。

痛みの評価においては，その強度・性質だけでなく全人的な患者評価の視点も必要である。

(住谷昌彦，阿部博昭，井上玲央)

文献

1) Dworkin RH, Turk DC, Peirce-Sandner S, et al. Research design considerations for confirmatory chronic pain clinical trials：IMMPACT recommendations. Pain 2010；149：177-93.
2) Jensen TS. Pathophysiology of pain：from theory to clinical evidence. Eur J Pain 2008；2：S13-7.
3) Sumitani M, Miyauchi S, McCabe CS, et al. Mirror visual feedback alleviates deafferentation pain, depending on qualitative aspects of the pain：a preliminary report. Rheumatology 2008；47：1038-43.
4) Matsubayashi Y, Takeshita K, Sumitani M, et al. Validity and reliability of the Japanese version of the painDETECT questionnaire：a multicenter observational study. PLoS ONE 2013；8：e68013.
5) Isomura T, Sumitani M, Matsudaira K, et al. Development of the Japanese version of the Leeds Assessment of the Neuropathic Symptoms and Signs Pain Scale：Diagnostic utility in a clinical setting. Pain Pract 2017；17：800-7.
6) Bouhassira D, Attal N, Alchaar H, et al. Comparison of pain syndromes associated with nervous or somatic lesions and development of a new neuropathic pain diagnostic questionnaire（DN4）. Pain 2005；114：29-36.
7) Nikaido T, Sumitani M, Sekiguchi M, et al. The Spine painDETECT questionnaire：Development and validation of a screening tool for neuropathic pain caused by spinal disorders. PLoS ONE 2018；13：e0193987.
8) Nakamura M, Nishiwaki Y, Sumitani M, et al. Investigation of chronic musculoskeletal pain（third report）：with special reference to the importance of neuropathic pain and psychogenic pain. J Orthop Sci 2014；19：667-75.
9) Abe H, Sumitani M, Matsubayashi Y, et al. Validation of pain severity assessment using the PainDETECT Questionnaire. Int J Anesthesiol Pain Med 2017；3：1-5.
10) Matsubayashi Y, Takeshita K, Sumitani M, et al. Psychometric validation of the Japanese version of the neuropathic pain symptom inventory. PLoS ONE 2015；10：e0143350.
11) Devraj R, Herndon CM, Griffin J. Pain awareness and medication knowledge：a health literacy evaluation. J Pain Palliat Care Phamarcother 2013；27：19-27.
12) Kogure T, Sumitani M, Suka M, et al. Validity and reliability of the Japanese version of the Newest Vital Sign：a preliminary study. PLoS One 2014；24：e94582.

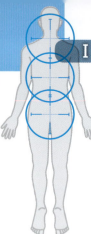

I 外来で必要な基礎知識

痛みのメカニズム

痛みは時間的な長短で分類すると**急性痛**と**慢性痛**に分けられるが，発生機序のうえから分類すると**侵害受容性の痛み**，**神経障害性の痛み**，**疼痛抑制機能低下による痛み**に分けられる。それぞれの痛みは性質が異なり治療方法も異なるので，まず痛覚投射経路を示してからこれらを解説する。

痛覚投射経路

侵害情報は末梢組織から上位脳へどのような経路で伝わるか，**図1**に痛覚投射経路を示した。①末梢組織が侵害されると，感覚神経終末が侵害信号（活動電位）を発する。この信号は感覚神経線維（C-fiberとAδ-fiber）上を伝導して，②脊髄後角細胞に伝達される。脊髄細胞から発した信号は脊髄上行路を経て，③視床細胞に伝達される。視床細胞を発した信号がさらに，④大脳皮質体性感覚野に伝達されると，「痛い！」という感覚が生じる。

図1中の新脊髄視床路は速い痛覚投射経路で，局在性に優れ，どこの部位にどのような侵害刺激が加わったかを迅速に伝えている。これは進化過程で新しく発達した投射経路である。それに対して旧脊髄視床路は遅い痛覚投射経路で，侵害情報を脳幹，辺縁系，中脳，視床など広範の脳神経核に，多シナプス性に伝えている。

急性痛と慢性痛

急性痛

生体が今侵襲され，生命が危険に曝されていることを報せる警告信号である。切り傷，打撲，火傷，骨折などで末梢組織が損傷されたときは，交感神経や副腎髄質系の活動が優位となって，脈拍は速く，血圧と呼吸数は上昇する。

慢性痛

国際疼痛学会によって「治療に要すると期待される時間の枠組みを超えて持続する痛み，あるいは進行性の非がん性疾患に関する痛み」と定義されている[1]。発症から何カ月後からを慢性痛というか，明確な期間や症状を定めた基準はないが，通例，発症から3カ月以上続く痛みと考えられている。慢性痛の治療は難渋する。慢性痛の主体が慢性炎症や脳回

頚椎　胸椎　腰椎

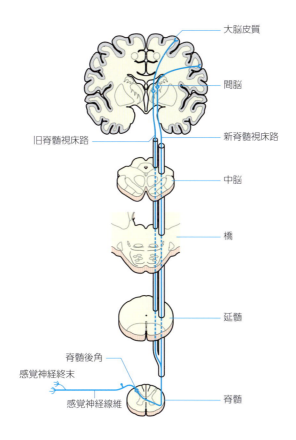

図1 痛覚投射経路

路網の変容に起因するため，急性痛の治療法が奏効しないことが多いからである。慢性痛の患者数は世界的に増加し，各国で人口の2割以上を占めている。

痛みを発生機序から分類する

　ここでは痛みを発生機序に基づいて，①侵害受容性の痛み，②神経障害性の痛み，③疼痛抑制機能の低下による痛み，に分類して解説する。

侵害受容性の痛み

　末梢組織が外傷，骨折，火傷や，酸・アルカリなどの侵襲を受けると，感覚神経終末が刺激され，活動電位を発する（**図2**）。侵襲部位では，発痛物質や炎症メディエータが次々に産生されるが，神経終末にはこれらのリガンドに結びつく受容体が存在しており（**図2**左下の囲み），応答して活動電位を発する。侵害刺激や組織炎症によって生じる痛みが，侵害受容性の急性痛である。侵襲を受けた部位は赤く腫れて熱を帯び，何日間か痛む。痛みの軽減には，非ステロイド性抗炎症薬（nonsteroidal anti-inflammatory drugs；NSAIDs）や選択的COX-2阻害薬，オピオイドが奏効する。

　しかしながら，変形性関節症や関節リウマチなどのように，末梢組織に炎症の源が存在

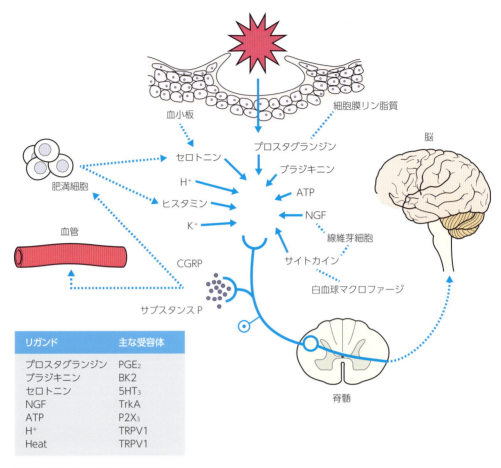

図2　感覚神経終末における侵害受容

感覚神経終末は，侵害刺激エネルギーを活動電位に変換して侵害情報を伝えている。傷付いた部位では細胞膜，血漿，血小板，肥満細胞，皮下組織，マクロファージなどから，H^+，K^+，ATP，NGF，プロスタグランジン（PG），ブラジキニン（BR），セロトニン（5-HT），炎症性サイトカインが次々に産生される。神経終末にはチャネルや受容体（左下囲み）が多数存在していて，これらリガンドと結びついて活動電位を発する。なかでもTRPV1受容体[2]は，熱，プロトン，カプサイシンに応答し，ATP受容体やPG受容体とも相互反応して，侵害性の痛みの主役をなしている。

し続ける場合は，慢性炎症が進行して痛みは長期に続くことになる[3,4]。変形性関節症では，関節腔に浮かぶ軟骨の微細破片に対して，自然免疫系細胞による炎症が起き，その反応産物が二次的，三次的に炎症源となる。そのため滑膜，軟骨下骨，靱帯，骨組織にも炎症応答が拡大し，骨棘形成や関節包肥厚も起きてくる。

　ここで慢性炎症とは，全身にくすぶる低程度の炎症をさしており，急性炎症と違って，痛み，発赤，発熱がほとんど目立たずに進行する反応系のことである。そのため本人が自覚したときには，病状は進行していることが多く，「万病の源」とよばれている[3,4]。慢性炎症を基盤病態とする疾患には，パーキンソン病，2型糖尿病，各種がんなどがある。変形性関節症の場合でも，痛みを訴える時期より前に，慢性炎症が進行し炎症性サイトカインが関節腔に放出されている。

頚椎　胸椎　腰椎

神経障害性の痛み

　神経障害性の痛みは，「体性感覚神経系の病変，あるいは疾患によって生じる痛み」と定義されている。末梢および中枢神経系が圧迫，絞扼，切断，熱/化学的刺激，ウイルス感染，高血糖などで傷付いたときに生じる痛みである。

　痛みの特徴は，「電気が走るような」と形容される電撃痛，肌着や風が触れるだけで痛むアロディニア（allodynia），灼熱痛や自発痛などである。Hyperalgesia（些細な痛み刺激を強い痛みと感じる痛覚過敏），persistent pain（末梢組織の外傷が治癒した後も，灼けつくような痛みが持続する），dysesthesia（不快な異常感覚）を伴うことが多い。例えば頚椎症性脊髄症（図3）では，電撃痛に，脱髄による激痛が加わり，さらにアロディニアが加わって，耐えがたい痛みになる。

　アロディニアとは，風が当たったり，肌着が触れるとピリピリ痛む現象である。本来なら触刺激によって痛みが起きることはない。アロディニアを起こす元凶は，脳脊髄中のミクログリアである[5]。神経系が傷付くと，ATPが脳脊髄液中に放出されるが，これは生体にとって危険事態なのである。ミクログリアは肥大化して，脳由来神経栄養因子（brain-derived neurotrophic factor；BDNF）を放出する。このBDNFが神経興奮の際の平衡電位を逆転させるので，風が当たると痛む現象が起きるのである。

　神経障害性の痛みは，慢性痛に転化しやすい危険な痛みである。神経が障害されたときは活動電位の高頻度発射が起きるので，脊髄後角細胞に長期増強（long-term potentiation；LTP）現象が起き，上位脳の神経核においても，異常興奮や脳回路網の変容が起きる。従って神経が障害されたときは，できるだけ早期に，侵害信号の伝達を遮断する必要がある。ガバペンチン，プロガバリンなどの薬物，神経ブロック療法は痛みの軽減に効を奏するだけでなく，難治性の慢性痛への転化を防ぐうえで重要である。またデュロキセチンはアロディニアの軽減に用いられる。

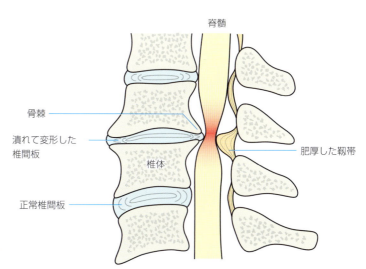

図3　神経障害性の痛み
神経障害性の痛みの例として頚椎症性脊髄症の場合を示す。脊髄が椎間板や骨棘に圧迫されて電撃痛を発し，続いて起きる脱髄やアロディニアによって，さらなる激痛が加わる。

神経障害性の慢性痛には，腰椎椎間板ヘルニア，頚椎症性脊髄症，脊髄損傷後の痛み，坐骨神経痛，帯状疱疹後神経痛，糖尿病性神経障害，幻肢痛，脊椎靱帯骨化症，腰部脊柱管狭窄，中枢性脳卒中後疼痛，頭部外傷後の痛み，複合性局所疼痛症候群（complex regional pain syndrome；CRPS）などがある。

▍疼痛抑制機能の低下による痛み

　痛みのなかには，前二者の痛み機序とは合致しないものがある。全身の多領域に痛みを訴えるが，末梢組織を検査しても炎症らしき源はみられず，末梢および中枢神経系にも病変は同定されない。それゆえ医師や家族からも，「本当に痛いのか？」と疑われることが多い痛みである。この種の痛みは慢性腰痛，線維筋痛症，顎関節症，過敏性腸症候群などにみられ，うつ状態，意欲／食欲の低下，慢性的疲労感，睡眠障害などを伴う。なかでも線維筋痛症は200年も昔から，「謎」として症例報告されてきた痛みである。

　機能的脳画像法を用いた最近の研究によって，この種の慢性痛は，mesolimbic dopamine system（中脳辺縁ドパミン系）の機能低下による痛みであることが，わかってきた[6〜8]。Mesolimbic dopamine systemは，「快の情動系」「報酬回路」として知られる系で（図4），快情動や意欲を司るだけでなく，下行性疼痛抑制系と結びついて疼痛抑制機構を形成している。生命活動の根幹となる自律神経系や免疫系機能にも関係するほか，前頭皮質とも連絡して，精神活動にも影響する重要な系である[7,8]。

　しかし激痛を経験したり，手術や治療への不安や恐怖，経済的困窮の不安など，心理・社会的ストレスが続くと，mesolimbic dopamine systemは機能低下する。すると下行性疼痛抑制系が働かなくなるため，痛覚過敏状態に陥り，全身のあっちもこっちも痛いと悲鳴を上げるようになる。初診時には，腰背部の筋痛を訴えたにすぎなかったのに，次第に全身の多部位に拡大する痛みを訴え，長期のうつ状態や自律神経失調を伴った慢性痛に転化する場合もある。

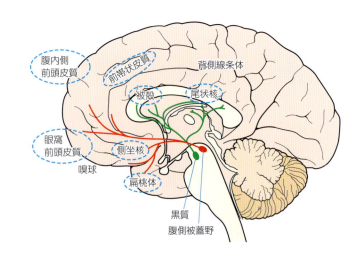

図4　中脳の mesolimbic dopamine system

Mesolimbic dopamine system（赤のライン）は，中脳・腹側被蓋野のdopamine neuronから発し，側坐核，扁桃体，海馬，前帯状皮質，前頭皮質などへ軸索を伸ばす中脳辺縁ドパミン投射で，快の情動系，報酬回路ともよばれている。中脳には黒質線条体投射（緑のライン）もある。これは黒質緻密部のdopamine neuronから発して，背側線条体（被殻，尾状核，淡蒼球）に投射する系である。この系が障害されると，パーキンソン病の静止時振戦や筋強剛などの症状が起きる。

最近の機能的脳画像法によって，この種の慢性痛の脳内回路網が明らかになってきた[6,7]。脳回路網の変容による慢性痛の脳内機構は，痛みの概念にパラダイムシフトを起こした。明らかになった機序に基づいて，薬物療法，認知行動療法，マインドフルネス，運動療法，脳刺激法など，新しい治療法が開発されている。しかしこれらの解説には多くの脳画像と紙面を要するため，ここでは割愛せざるをえない。慢性痛の概念や新しい治療法について興味をもたれる方は，著者の著書[9]や，総説[4,8]をご参照願いたい。

（半場道子）

文献

1) Bonica JJ. Importance of effective pain control. Acta Anesthesiol Scand 1987；85：1-16.
2) 富永真琴．炎症性疼痛におけるTRPイオンチャネルの役割．ペインクリニック2008；29：179-88.
3) Artlett CM. Inflammasomes in wound healing and fibrosis. J Pathol 2013；229：157-67.
4) 半場道子．運動器活動は慢性炎症を抑制する．臨整外 2014；49：704-6.
5) Inoue K, Tsuda M. Microglia in neuropathic pain: cellular and molecular mechanisms and therapeutic potential. Nat Rev Neurosci 2018；19：138-52.
6) Wood PB, Schweinhardt P, Jaeger E, et al. Fibromyalgia patients show an abnormal dopamine response to pain. Eur J Neurosci 2007；25：3576-82.
7) Leknes S, Tracey I. A common neurobiology for pain and pleasure. Nat Rev Neurosci 2008；9：314-20.
8) 半場道子．痛みの新しい視点：mesolimbic dopamine system．ペインクリニック 2012；33：229-38.
9) 半場道子．慢性痛のサイエンス—脳からみた痛みの機序と治療戦略．東京：医学書院，2018.

Ⅱ 診察の進め方

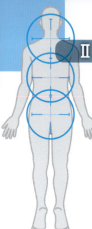

II 診察の進め方

問診

受診の目的

　脊椎疾患に限らず，患者が医療機関を受診する目的は大きく2つに分けられる。すなわち特定の疾患/病態の鑑別とそれに対する診断と治療を享受すること，もう1つはこれによる患者自身の不安軽減である。心理的・機能的要素も深く関与しうる運動器疾患の診療ではこの点もふまえ，診察にあたる医師はときに時間をかけて詳細な情報収集を心がける。
　特に問診は診察の門戸かつ基本であり，主訴，現病歴，既往歴，家族歴を丁寧に聴取することが重要であり，疾患によっては問診だけで診断がほぼ確定することもある。

主訴の把握

　脊椎疾患の主訴は痛みやしびれ，歩行障害が多い。その他，こり，脱力など，主訴の部位や性状，原因や誘因の有無，体動による変化，経時的変化などを手際よく聞き出しつつ現病歴作成に進む。腰痛や頸肩腕症状を訴える患者では，職場環境や精神・心理状態も背景にあることがあり，それらの把握も重要となることが多い。

病歴の作成

　現病歴は，症状の発症から受診に至るまでの経過であるが，注意すべき点は患者は必ずしもこの経過を経時的に述べるとは限らないという点である。このため，聴取した現病歴は内容を整理して経時的にカルテに記載するようにする。脊椎の問診・病歴作成にあたっては特に以下の項目が重要である[1]。

痛みの性状

痛みの性状の正確な問診のため，以下のような「痛みのOPQRST」が提唱されている[2]。

Onset：初発症状とその出現時期，契機，外傷の有無とその内容
Provocation/**P**alliative factor：増悪/寛解因子
Quality：性状
Region/**R**adiation/**R**elated symptoms：部位/放散の有無/関連症状
Severity：強さ
Temporal characteristics：経時的変化や日内変動

頚椎　胸椎　腰椎

　安静時痛や夜間痛，発熱の有無の確認が特に重要であり，これらがある場合は感染や腫瘍などの可能性も念頭に置く．動作時痛のある場合は，どのような動作・運動で痛みが出現するかを聴取する．外傷や転倒，職業などによる負荷の関与を考えることで，ある程度想定がつく椎間板ヘルニアや椎体骨折などの疾患もあるが，なかには外傷などの誘因なく起こりうるものもあるため（骨粗鬆症，転移性脊椎腫瘍など），このような病歴を聴取した際には注意が必要である．

　痛みの客観的評価にあたっては，患者自身によるpain drawing，強度についてはvisual analogue scale（VAS）もしくはnumerical rating scale（NRS）による定量的評価を行うのが一般的である．

痛みの機序

　痛みの問診では痛みの機序を念頭に置いた聴取が重要である．疼痛の主な機序として侵害受容性疼痛，神経障害性疼痛，および心因性疼痛が考えられており，特に前者2つの器質的な疼痛機序が重要である．侵害受容性疼痛は，末梢神経自由終末に存在する侵害受容器が疼痛刺激に反応して疼痛を伝達するものであり，外部刺激に対する警告や生体反応を中心とする生理的な機序である．一方で神経障害性疼痛は体性感覚系への圧迫・損傷などの病変が末梢神経組織や脊髄での器質的変化をもたらし，これが誘因となって外部刺激とは無関係な神経局所での自発的異常発火・疼痛をもたらすもので，非生理的な病的疼痛の原因となる．このため神経障害性疼痛は侵害受容性疼痛とは異なり，不快かつ難治性な慢性疼痛の原因となることが多い．これらの要素は実際の日常診療では完全に独立していることは少なく，しばしば重複する（混合性疼痛）．神経障害性疼痛は，慢性運動器疼痛の原因として通常の痛みとは異なる機序で患者を苛む可能性があり[3]，さらに治療内容も異なってくることから，その鑑別と診断は近年ますます重要になってきている．

スクリーニングツール

　神経障害性疼痛を判定するためのスクリーニングツールにはいくつかの種類があり，Freynhagenら[4〜7]により開発されたpainDETECT（図1）[8]や小川ら[9]により開発された神経障害性疼痛スクリーニング質問票があり（表1），これらのツールに記載された疼痛についての質問が，神経障害性疼痛の特徴をとらえている．これらは長年，複合性局所疼痛症候群（complex regional pain syndrome；CRPS）患者のデータを基に作成されたものであり脊椎疾患への適用は限定的とされたが，近年Nikaidoら[10]によって脊椎疾患に特化したSpine painDETECTが発表されたことで，今後正確性と重要性を増してくるものと考えられる．脊椎疾患では頚椎疾患が最も神経障害性疼痛の要素が強く，胸椎，腰仙椎と遠位になるに従ってその割合は低下し，その疼痛分布も狭まってくることが知られているため（図2）[11]，その特徴を十分に把握しておくことが脊椎疾患の疼痛の問診においては重要である．

　さらに，他臓器を支配する神経が運動器に放散する関連痛を呈することも経験される．心筋梗塞における左肩や下顎付近への関連痛が非常に有名であるが，同様に関連痛を呈しうる内科的疾患（表2）についても念頭に置いて問診を行うことで問診の精度を向上させ，必

要に応じて他科コンサルトを行う。

> 🔍**POINT** 背部痛・腰痛は非常に多い主訴であるが，多くの非特異的な腰背部痛のなかに重要な疾患も隠れているため注意する（後述）。激痛ならば脊椎炎（化膿性，結核性）と腫瘍を除外する。激しい背部痛であれば大動脈解離・瘤などの血管性疾患を念頭に置く。特に夜間痛や灼けるような激痛はred flags（**表4**にて後述）として対処する。

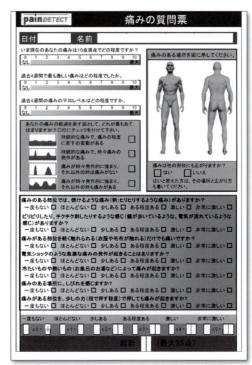

図1 神経障害性疼痛スクリーニングツール"painDETECT"

神経障害性疼痛に特徴的な症状についてスコアリングを行い，疼痛のスクリーニングを行う。回答項目によるスコアリングを行い，侵害受容性疼痛（0～12点），混合性疼痛（13～18点），神経障害性疼痛（19点以上）を判定する。

（文献8より）

表1 神経障害性疼痛の性質に関する質問項目

問1	針で刺されるような痛みがある
問2	電気が走るような痛みがある
問3	灼けるようなひりひりする痛みがある
問4	しびれの強い痛みがある
問5	衣類がすれたり，冷風に当たったりするだけで痛みが走る
問6	痛みの部位の感覚が低下していたり，過敏になっていたりする
問7	痛みの部位の皮膚がむくんだり，赤や赤紫に変色したりする

※ただし本質問項目は複合性局所疼痛症候群（complex regional pain syndrome；CRPS）患者のデータに由来するものであり，一部脊椎疾患には適応とならないものがある。

（文献9より）

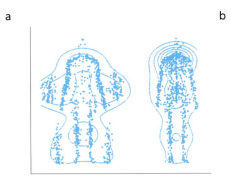

図2　脊椎疾患における疼痛部位の分布
各脊椎疾患における特徴的な疼痛分布を示す(左腹側，右背側)。
a：頚椎病変
b：胸椎病変
c：腰椎病変
d：仙椎病変

(文献11より)

表2　代表的な他科疾患由来の関連痛一覧

疾患名	疼痛部位
心筋梗塞，急性冠症候群	左肩部・左上肢尺側への放散痛［心臓支配神経には求心性の知覚線維が存在(T1-4)し，横隔神経(C3-5)もあるため］
胸膜炎，横隔膜下膿瘍	頚部〜肩峰付近の痛み(横隔神経障害)
大動脈解離，尿管結石	移動性の腰背部痛

(文献12より)

歩行障害の有無と自覚時期

　歩きはじめが困難なのか，徐々に歩きにくくなるのかという情報は，脊髄由来の歩行障害であるのか，腰椎由来の間欠跛行なのかを知る手がかりとなる。

受診までに施された治療内容

投薬，リハビリテーション，ブロック治療などの実施の有無とその効果および持続時間，手術歴とその前後の症状推移について確認する．退行性疾患であれば一般的には軽快する傾向にあるが，重篤な疾患や手術適応となる症例では，増悪・再発傾向がみられることが多い．また，心理社会的因子が関与している場合は治療に反応しないことが多い．

家族歴

家族歴の聴取には2つの意義がある．1つは遺伝性疾患や遺伝傾向のある疾患の情報の聴取であり，多椎間の椎間板変性[13]や先天性疾患，脊柱変形，後縦靱帯骨化症（ossification of posterior longitudinal ligament；OPLL）などの疾患では遺伝的背景を有することが報告されている．もう1つは患者の生活環境，同居者の有無についての情報を聴取するものである．

> **POINT　現病歴聴取にあたって**
>
> 患者はその生活環境や知的水準においてさまざまであり，すべての患者が病歴や症状を的確に表現できるとは限らない．そのため，診察医は患者にとって平易な表現を用いながら予断と偏見をもたずに患者の発言の真意を客観的に汲み取るよう心がける．特に下肢痛患者における下肢冷感や馬尾障害に伴う会陰部症状，女性における生理との関連や男性における歩行時勃起などの性機能関連，リウマチ性疾患に伴う朝のこわばりなどは，問診のなかであえて質問しないと情報が得られないことも多い．また昨今では患者が本人の自由意志で複数の医療機関を受診し，異なる複数の治療を受けていることもしばしばあり，問診の際に聞き出して現病歴に含める必要がある．

既往歴

既往歴に含まれるのは，現病歴とは直接には関係のない疾病（特にステロイド，抗痙攣薬などの投与歴），外傷，体質，生活歴（飲酒歴，喫煙歴）に関する情報であり，ときとして現病歴につながる非常に重要な情報を含むため，必ず聴取する習慣を付ける．疫学的に高齢者の割合が多い脊椎変性疾患では，内科的疾患，特に生活習慣病の有無と治療内容を明らかにしておくと，その後の処方やリハビリテーションの処方決定に役立つ（例えば脳血管障害とそれによる麻痺の有無，狭心症・心筋梗塞の既往やそれに対する治療内容など）．また，感染症の既往やがんなどの悪性疾患既往の聴取も重要である．特にOPLL症例においては，糖尿病の有無とその治療内容を確認する．

また，薬物アレルギー，特に局所麻酔薬，抗菌薬，ヨード系造影剤などのアレルギーの既往も聴取しておく．

頚椎 胸椎 腰椎

部位別にみた脊椎疾患に関する問診

脊椎外来で遭遇することの多い頚部痛，背部痛，腰痛における問診の特徴を述べる。各疾患の詳細な病態や診断については各論にて述べる。

頚肩部痛

まず第一には頚椎病変を考えるが，肩関節疾患の可能性も念頭に置く。肩関節の可動域制限や腱板周辺の痛みがなく，運動時痛のない肩部痛では頚椎疾患をまず疑う。頚椎の可動域制限が強い場合はいわゆる寝違えのほか，頚椎症性神経根症，頚椎椎間板ヘルニアなどを考え，安静時痛も伴うならば，さらに腫瘍性疾患（特に転移性脊椎腫瘍），化膿性疾患（化膿性椎間板炎，硬膜外膿瘍）を考え，適宜採血・MRI検査を検討する。

外傷歴がある場合は，環椎歯突起骨折の見落としや椎体骨折の可能性も念頭に置く。基礎疾患に関節リウマチ，Down症候群のある患者の場合は環軸椎亜脱臼合併の可能性がある。がん既往の患者では転移性脊椎腫瘍に注意する。

上肢・下肢の麻痺があるようであればその出現時期を聴取し，巧緻運動障害や歩行障害，膀胱直腸障害の有無も踏まえ，頚椎症性脊髄症，OPLL，頚髄腫瘍なども念頭に置いて緊急性を判定する。軽微な筋力低下，腱反射亢進も見落とさないように注意する。進行する麻痺や悪性頚椎腫瘍，化膿性疾患を疑う場合は，早めの入院による精査加療を検討する。

胸背部痛

上位の背部痛では頚椎由来のことが多く，後頚部−肩甲上部であればC5/6神経根障害，肩甲骨部−肩甲間部痛であればC7/8神経根障害の可能性があり[14]，運動時痛やSpurling testによる疼痛誘発などで確認する。また，頻度としては少ないがPancoast腫瘍（肺尖部の肺がん）や頚胸椎移行部の腫瘍，化膿性疾患（化膿性脊椎炎，腸腰筋膿瘍など）についても念頭に置く。この場合，棘突起の圧痛はその可能性を示唆し，夜間痛・安静時痛のある場合は精査を要する。その他，胸背部痛をきたしうる疾患としては，自然気胸（肩まで放散する痛み），虚血性心疾患（動作時の疼痛，喫煙，家族歴などから疑う），肺がん（特に胸背部痛の原因が整形外科的に特定できない場合）などの可能性も考慮する。また，外傷の既往があれば肋骨骨折や胸椎圧迫骨折なども考慮する。これらは外傷歴がなくとも反復する労働作業が骨粗鬆症などの条件により発症する可能性があるため注意する。

> **POINT** 骨粗鬆症患者の場合は，単純X線像では判定のできない圧迫骨折をきたしていることもあるため[15]，詳細な問診に加えて痛みが遷延する場合の再診察・精査が重要である。

肩甲骨よりも下で上位腰椎よりも上の痛みは，肝臓，胆嚢，膵臓（特にがん），腎がんなど内臓疾患の可能性も念頭に置く。

腰痛

脊椎疾患のなかでも特に頻度の多い腰痛は，主に疼痛部位，発症からの有症期間，原因などにより定義される．有症期間別では，急性腰痛（発症からの期間が4週間未満），亜急性腰痛（4週間以上3カ月未満），慢性腰痛（3カ月以上）と定義される．また原因の明らかな腰痛（**表3**）と，明らかではない非特異的腰痛に大きく分類され，非特異的腰痛は腰痛の実に85％を占めると報告されている[16]．腰椎の変性疾患では罹病期間が長期になることも多く，従って慢性腰痛を呈することが多い．

腰痛診療では初期診断が重要な重症脊椎疾患（腫瘍，炎症，骨折など）を鑑別することが重要である（red flags，**表4**）[17]が，腰痛の責任病巣たる部位は解剖学的・神経学的に複数の候補があり，これらに加えて腹腔内病変や骨盤病変が関与することでときに複雑な腰痛の臨床症状を呈する．**表5**に，腰痛における疼痛部位と考えられる原因，所見の一覧を挙げる[18]．

表3 原因の明らかな腰痛の分類

分類	疾患
脊椎由来	腰椎椎間板ヘルニア*
	腰部脊柱管狭窄症*
	脊椎分離すべり症*
	変性脊椎すべり症*
	代謝性疾患（骨粗鬆症，骨軟化症など）
	脊椎腫瘍（原発性または転移性腫瘍など）*
	脊椎感染症（化膿性脊椎炎，脊椎カリエスなど）*
	脊椎外傷（圧迫骨折など）*
	筋筋膜性腰痛
	腰椎椎間板症
	脊柱靱帯骨化症
	脊柱変形
神経由来	脊髄腫瘍，馬尾腫瘍など
内臓由来	腎尿路系疾患：腎結石，尿路結石，腎盂腎炎など 婦人科系疾患：月経周期随伴症状，子宮内膜症，妊娠，骨盤部腫瘍など 消化器系疾患：膵炎，胆嚢炎，穿通性潰瘍など
血管由来	腹部大動脈瘤，解離性大動脈瘤など
心因性	うつ病，ヒステリーなど

*：特に重要な脊椎由来疾患 （文献17より）

表4 重症脊椎疾患の red flags

- 発症年齢＜20歳，＞55歳
- 時間や活動性に関係のない腰痛
- 胸部痛
- がん，ステロイド治療，HIV感染既往
- 栄養不良
- 体重減少
- 広範囲に及ぶ神経症状
- 構築性脊柱変形
- 発熱

（文献17より）

頚椎　胸椎　腰椎

表5　腰痛における疼痛部位と考えられる所見，原因

疼痛部位	考えられる所見	考えられる原因
機械的腰痛 ・急性かつ繰り返す腰痛 ・ときに殿部・大腿まで放散するが下腿には放散しない ・痛みはときに体動や重量物挙上で増悪するが休息で軽快 ・通常，痛みにより脊柱の動きは制限される。10歳代〜40歳代に多い	・局所の圧痛・筋攣縮 ・体動時腰背部痛 ・正常な腰椎前弯の消失（運動，感覚，深部腱反射は正常） ・骨粗鬆症患者では胸椎後弯，棘突起上の叩打痛など	・明らかな原因は定かでないことも多い（非特異的腰痛） ・椎間板変性が原因であることも多い ・分離症やすべり症のような先天的障害の割合は低い ・高齢女性やステロイド投与患者では骨粗鬆症による椎体骨折の可能性も考える
放散痛を伴う腰痛 ・神経根由来の腰下肢放散痛 ・坐骨神経痛はデルマトームに従う形で両側の膝下に及び，しびれや痛み，筋力低下などを伴う ・痛みは前後屈やくしゃみ，咳嗽などの体動に伴い増悪する	・Straight leg raising（SLR）での下肢痛，坐骨神経部の圧痛，デルマトームに沿う知覚の減弱，局所の筋力低下や筋萎縮，腱反射消失（特に足関節の運動機能低下） ・単根障害ではデルマトームに沿う変化や腱反射の変化はみられないこともある	・椎間板ヘルニア：50歳以下の腰下肢痛では最も多く，L5もしくはS1神経根由来のことが多い ・脊髄腫瘍や膿瘍も否定できないが割合は低い。下肢痛がない場合よりも神経学的所見を生じることが多い
脊柱管狭窄由来の腰下肢痛 ・歩行により増悪する ・前屈や座位で改善する	姿勢は全般的に前屈傾向となる。筋力低下や下肢の腱反射低下	腰部脊柱管狭窄症：変性椎間板や脊柱変形により脊柱管が狭窄する。60歳以上の腰下肢痛では最多である
Chronic persistent low back stiffness	正常の腰椎前弯の消失，筋攣縮，前後屈可動域の減少。脊柱の後弯変形	若年男性では強直性脊椎炎や慢性多関節炎が最多である。Diffuse idiopathic skeletal hyperostosis（DISH）は中年期以降の男性に多い
・夜間痛，休息により緩和しない腰痛 ・腹部骨盤臓器由来の痛み ・深部のうずくような痛み	体重減少のエピソードや局所の圧痛など ・痛みと脊柱の動きは直接の関連はなく，可動域も正常 ・原疾患の症候の有無を観察	・転移性脊椎腫瘍（特に前立腺がん，乳がん，肺がん，甲状腺がん，腎臓がん，多発性骨髄腫など） ・消化性潰瘍，膵炎，膵がん，慢性前立腺炎，子宮内膜症，解離性大動脈瘤，後腹膜腫瘍など

（文献18より）

　プライマリケアにおける問診では，発症以前の症状と治療歴や治療効果だけでなく，痛みの部位や症状の頻度，痛みの持続期間などを聴取し，脊椎以外の他科的疾患由来の腰痛の可能性についても考慮する。

　また，腰痛症例では下肢痛が存在し，かつ遠位まで疼痛部位が広がるほど神経障害性疼痛の判定率は高く，さらに殿部痛が存在する場合は下肢痛の有無にかかわらず神経障害性疼痛の可能性があると報告されており[19]，疼痛の部位についても入念な問診が必要である（**図3**）。

　腰椎疾患において効率的な問診を進めるには，各病態についての深い理解と解釈が必須である。各々の病態の特徴の詳細は各論に譲るが，例えば腰部脊柱管狭窄症における間欠

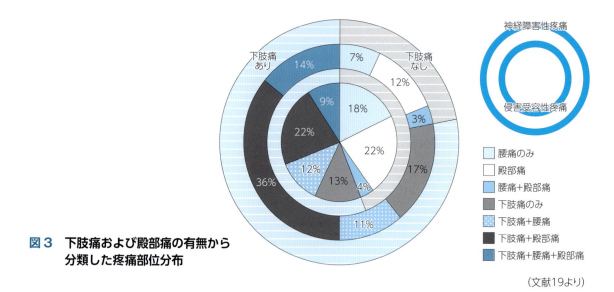

図3 下肢痛および殿部痛の有無から分類した疼痛部位分布

(文献19より)

　跛行は問診だけでおおよその診断がつく疾患の代表格である．その定義は「歩行により下肢の疼痛，しびれ，脱力が出現，あるいは増強し，歩行困難になる．しばらく休息すると，症状は消失あるいは減弱し歩行可能となるが，また歩行すると同様の症状が出現する現象」とされている[20]．問診にあたってはこの定義をそのまま用いて問診してもよいが，以下のようにわかりやすく「翻訳」することでさらに患者にとって平易に，かつ把握しやすくなる．

- 長く歩けますか
- 休まないと歩けないですか
- 腰を曲げないといけないということはないですか
- 自転車ならいくらでも乗れますか
- スーパーではカートを使ったほうが歩きやすいですか

　また，患者の思い込みや，こちらから質問しなければあえていわない事項などについても必要に応じて聴取する．例えば，患者が年のせい，心臓が悪いから，タバコの吸い過ぎだから，などと思い込んでいるがために問診に挙がってこないことがある．さらに性機能異常，会陰部症状，膀胱直腸障害（尿漏れ，便漏れなど）はこちらから質問しなければ聞き逃すこともある．

　さらに，間欠跛行は血管性病変との鑑別が重要であるが，これも以下のような内容を問診することである程度鑑別することが可能である．

症状改善の契機はなにか
- 腰部脊柱管狭窄症：前屈位で改善
- 閉塞性動脈硬化症：安静によって速やかに寛解

閉塞性動脈硬化症による腰痛との違い
- 下肢に神経学的所見がなく，姿勢による寛解がない

筋肉由来（腰部コンパートメント症候群，腰部背筋群の疲労）
- 腰部伸展による改善

　これまでみてきたように，各病態における特徴を考慮しながら問診を行うことで効率的な情報収集と効果的な理学所見および検査への移行，専門医コンサルトが可能となる。

（折田純久，大鳥精司）

文献

1) 岩崎幹季著．脊椎脊髄病学．東京：金原出版；2010．
2) 生坂政臣著．めざせ！外来診療の達人 外来カンファレンスで学ぶ診断推論．東京：日本医事新報社；2006．
3) Orita S, Ishikawa T, Miyagi M, et al. Pain-related sensory innervation in monoiodoacetate-induced osteoarthritis in rat knees that gradually develops neuronal injury in addition to inflammatory pain. BMC Musculoskelet Disord 2011；12：134.
4) Freynhagen R, Baron R. The evaluation of neuropathic components in low back pain. Curr Pain Headache Rep 2009；13：185-90.
5) Freynhagen R, Baron R, Gockel U, et al. painDETECT：a new screening questionnaire to identify neuropathic components in patients with back pain. Curr Med Res Opin 2006；22：1911-20.
6) Freynhagen R, Baron R, Tolle T, et al. Screening of neuropathic pain components in patients with chronic back pain associated with nerve root compression：a prospective observational pilot study（MIPORT）. Curr Med Res Opin 2006；22：529-37.
7) Freynhagen R, Bennett MI. Diagnosis and management of neuropathic pain. BMJ 2009；339：b3002.
8) Matsubayashi Y, Takeshita K, Sumitani M, et al. Validity and reliability of the Japanese version of the painDETECT questionnaire：a multicenter observational study. PLoS ONE 2013；8：e68013.
9) 小川節郎，井関雅子，菊地臣一．我が国における慢性疼痛および神経障害性疼痛に関する大規模実態調査．臨整外 2012；47：565-74.
10) Nikaido T, Sumitani M, Sekiguchi M, et al. The Spine painDETECT questionnaire：Development and validation of a screening tool for neuropathic pain caused by spinal disorders. PLoS One 2018；13：e0193987.
11) Yamashita T, Takahashi K, Yonenobu K, et al. Prevalence of neuropathic pain in cases with chronic pain related to spinal disorders. J Orthop Sci 2014；19：15-21.
12) 伊藤　隆著．解剖学講義．東京：南山堂；1983．p.252．
13) Kawaguchi Y, Kanamori M, Ishihara H, et al. The association of lumbar disc disease with vitamin-D receptor gene polymorphism. J Bone Joint Surg Am 2002；84：2022-8.
14) 織田弘美編．整形外科外来勤務ハンドブック．東京：南江堂；2007．
15) Terakado A, Orita S, Inage K, et al. A Clinical Prospective Observational Cohort Study on the Prevalence and Primary Diagnostic Accuracy of Occult Vertebral Fractures in Aged Women with Acute Lower Back Pain Using Magnetic Resonance Imaging. Pain Res Manag 2017；2017：9265259.
16) Deyo RA, Weinstein JN. Low back pain. N Engl J Med 2001；344：363-70.
17) 日本整形外科学会/日本腰痛学会監，日本整形外科学会診療ガイドライン委員会/腰痛診療ガイドライン策定委員会編．腰痛診療ガイドライン 2012．東京：南江堂；2012．
18) Bickley LS, author. The musculoskeletal system. BATE'S Guide to Physical Examination and History Taking. 8th ed. Philadelphia：Lippincott Williams & Wilkins；2003．p.522．
19) Orita S, Yamashita T, Ohtori S, et al. Prevalence and Location of Neuropathic Pain in Lumbar Spinal Disorders：Analysis of 1804 Consecutive Patients With Primary Lower Back Pain. Spine（Phila Pa 1976）2016；41：1224-31.
20) 日本脊椎脊髄病学会編．脊椎脊髄病用語辞典．改訂第5版．東京：南江堂；2015．

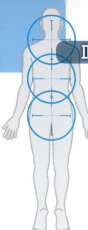

Ⅱ 診察の進め方

理学所見の評価

　問診に続いて患者の理学所見をとる．脊椎外科に限らず運動器疾患を扱う整形外科では，画像診断が患者の愁訴を反映しないことがある．画像上の陽性所見が治療の対象とならないことは日常茶飯で，画像診断が進歩した現在においても，正確な理学所見の評価が欠かせない．理学所見の採取には時間を要するが，これを疎かにしてはならない．

　理学所見の採取・評価には残念ながら個人差があり，多くは経験に左右される．従って自らが経験を積むとともに，信頼できる指導医・上級医の診察法を積極的に観察して自分のそれと比較し，診察法と評価基準を確立することが大切である．個々の理学所見は概して感受性も特異性も高くないが，いくつかの所見を総合することで精度の高い診断が可能となる．このため陽性所見のみならず，鑑別疾患を否定する陰性所見を得ることも重要である[1]．

　問診の結果を一度頭から離して，頭から足先までの理学所見を採取し，問診の結果とすり合わせて診察上の診断を導くのが理想だが，時間に制限のある外来でこれを行うのは現実的ではない．実際には，問診からいくつかの疾患を想定し，それに必要な理学所見を採取する．ときに採取すべき所見をとり忘れることがあるため，自分なりの診察の順番を決めておく．チャートを利用するのもよいが，これを埋めることに集中するあまり診察が表面的になり，その患者特有のプラスアルファの所見をとらえきれないことがあるので注意する．

　本項では，著者が行っている理学所見のとり方について概説する（**表1**）．反射のとり方などの詳細については成書を参考にしていただきたい．

表1　著者の診察の手順

①入室時	歩行，姿勢，表情の観察
②立位	姿勢，肩甲骨や骨盤の高さなど側弯の検査，胸腰椎の可動域，片脚立位，継足歩行，Romberg徴候などの平衡感覚，Kemp徴候の確認
③脱衣時	手の動き（巧緻障害），頸椎や肩，股関節の可動域の観察
④座位	上半身の視診，Spurling徴候，reverse Lhermitte徴候，上半身の筋力・知覚検査，上半身の触診・圧痛点，脊柱の叩打痛，上肢の腱反射などの確認
⑤仰臥位	下半身の視診，下肢伸展挙上テスト，大腿神経伸展テストなどの疼痛誘発試験，下半身の筋力・知覚検査，下半身の触診・圧痛点，下肢の腱反射の確認

頚椎 胸椎 腰椎

視診

診察は患者が入室した瞬間に始まる，とはよくいわれることである．しかし，実際にそれほど広くない診察室のドアから医師の前の椅子に座るまでに得られる情報は，典型例を除けば多くはない．歩容で気になることがあれば，部屋を斜めに使ったり，廊下を歩かせて確認する．

歩容では頚髄症，胸髄症での痙性跛行（spastic gait）や，脊髄後索障害での不安定な脊髄癆性歩行[2]，L5神経根障害あるいは腓骨神経麻痺を示唆する鶏歩（steppage gait），脚長差のために生じる硬性墜落（下）跛行，股関節外転筋力低下のために生じる軟性墜落（下）跛行＝Trendelenburg歩行，腰椎椎間板ヘルニアなどの神経根性疼痛で下肢の痛みを避けるために患側の荷重時間を短くする疼痛跛行などを観察する．小刻み歩行に代表されるParkinson歩行（Parkinsonian gait）や，閉眼時に増強するふらつき歩行である小脳失調性歩行など，神経内科的疾患での歩容異常も念頭に置く[3]．

> **POINT** 近年増加している成人脊柱変形では，歩行とともに腰が曲がってくるので，症状が出るまで廊下などを一緒に歩いてみるとよい．

皮膚や筋の状態をみるためには，全身を観察できるように必要最小限の衣服を残して脱衣してもらう必要がある．しかし，特に若い女性では抵抗があり難しいことが少なくない．最近あまりいわれないようであるが，男性医師が女性患者を診察する場合には，誤解をまねかないように密室での診察を行わない，女性の看護師に同席してもらう，など配慮すべきことを強調しておく．姿勢や姿位では，小児の頚椎の回旋側屈変形（Cock Robin変形，図1）[4, 5]が環軸椎回旋固定を，頚椎の非疼痛側への前屈が頚部神経根症を，診察台あるいはベッド上で片側の股関節の屈曲肢位，いわゆる腸腰筋肢位は腸腰筋膿瘍を示唆する重要

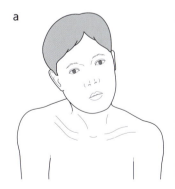 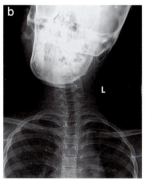 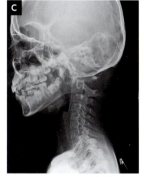

（文献5より）

図1　環軸椎回旋固定
a：環軸椎回旋固定でみられる斜頚位．いわゆるCock Robin変形．
b，c：単純X線像．正面像（b）では斜頚位を，側面像（c）ではC1後弓とC2棘突起間距離の開大を示す．

な所見である．皮膚の状態も確認する．例えば，von Recklinghausen病ではカフェオレ斑，複合性局所疼痛症候群（complex regional pain syndrome；CRPS）では皮膚色調の変化（発赤，チアノーゼ），帯状疱疹では神経走行に沿った水疱がみられ，診断の参考になる．

　筋の観察も大切である．肩甲帯周囲，手内在筋の筋萎縮は，頸椎症性筋萎縮症，尺骨神経麻痺，正中神経麻痺，C7あるいはC8神経根症や肩甲上肢型の筋ジストロフィーを示唆し[6]，腓腹筋の仮性肥大はDuchenne型に代表される筋ジストロフィーでみられる．また，上下肢の筋萎縮では筋萎縮性側索硬化症や，近年注目されている加齢に伴う筋量と筋力の進行性かつ全身性の減少であるサルコペニアも鑑別となる[7,8]．

触診

　軽視されがちであるが，圧痛や冷感など脊椎以外の疾患との鑑別を含め，疎かにしてはならない．特に腰背部痛や頸部痛では，叩打痛・圧痛をみることが疼痛の原因を同定する一助となる．腰椎椎間板ヘルニアや分離症では，当該椎間に圧痛を認めることがあり，圧迫骨折では骨折部に一致した叩打痛を訴える．頸部痛，腰下肢痛の多くを占める筋性疼痛では，筋腱移行部あるいは筋骨移行部に圧痛を訴えたり，筋硬結を触れる[9]．腰痛の数％〜30％を占めるといわれる仙腸関節障害では，80％の患者で後上腸骨棘の圧痛を訴え，このほか後長仙腸靱帯や仙結節靱帯の圧痛も多くみられる[10]．

　上肢のしびれを訴える患者では，尺骨神経麻痺や正中神経麻痺を鑑別するために肘部管や手根管のTinel徴候を確認する．その病態についてはいまだ議論があるが，胸郭出口症候群の確認のための上肢挙上位での橈骨動脈の触知の減弱や消失，いわゆるWright testや，腕神経叢の圧迫による上肢への放散痛，いわゆるMorley testも忘れずに行う[11,12]．足関節の背屈筋力が弱い場合は，腓骨神経麻痺も念頭に置いて腓骨頭を，膝内側の痛みやしびれを訴える患者ではまれであるが伏在神経の障害も考慮し，Hunter管（内転筋管）を押してみる[13]．また，下肢のしびれや冷感を訴える患者では閉塞性動脈硬化症（arteriosclerosis obliterans；ASO）も疑い，下肢の皮膚温，足背動脈のほかに大腿動脈，膝窩動脈，後脛骨動脈の触知を確かめる．

脊柱所見

　頸椎，胸腰椎の可動域を測定する．前後屈ばかりでなく，回旋や側屈も評価する．特に交通事故，後遺症診断では大きな意味があるので，正確な評価を行う．運動時の疼痛の有無も確認する．腰椎の前屈可動域は，指床間距離（finger floor distance；FFD）で記載する．

　学童期の側弯症では筋骨格系の発達具合の確認や，Marfan症候群を疑っての身長や上肢長の計測も行う．肋骨隆起，腰部隆起，肩甲骨や肩の高さ，脇線の左右差を観察する（図2）．成人脊柱変形では，股関節・膝関節の可動域や，肋骨と腸骨の接触などもみておく．

頚椎 胸椎 腰椎

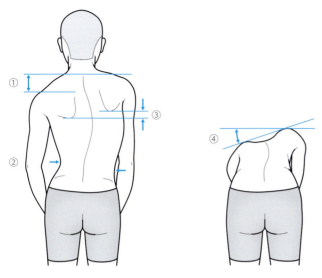

(運動器の健康・日本協会. 運動器健診保健調査票. 2017.
[http://www.bjd-jp.org/medicalexamination/doc/surveysheets.pdf]. より)

図2 側弯症のみかた
①肩の高さの左右差, ②腸骨稜の高さの左右差, ③肩甲骨下角の高さの左右差,
④前屈時の肋骨隆起, に着目する。

神経学的所見

　神経学的所見の採取は, 脊椎脊髄疾患が疑われる場合には必須である。症状の誘発テスト, 筋力, 知覚, 反射の評価からなり, いずれも検者の手技に左右されるので, 手技に精通しなければならない。

症状誘発テスト

　頚椎伸展時の頚背部, 上肢への電撃痛であるreverse Lhermitte徴候[14], 頚部神経根症でのSpurling test（**図3**）[15]や腰部神経根症でのKemp徴候[16], 坐骨神経痛や大腿神経痛の誘発テストである下肢伸展挙上（straight leg raising；SLR）テスト, 大腿神経伸展テスト（femoral nerve stretch test；FNST）など, 頚椎や腰椎の運動に伴う疼痛の誘発を確認する。仙腸関節障害が疑われる場合には, Patrick test[17], Gaenslen test（**図4**）[18]なども加える。腰椎椎間板ヘルニア様の症状を訴える患者で心因性の関与を疑う場合には, flip test（**図5**）[19]やHoover testも行う[20]。

筋力テスト

　筋力は徒手筋力テストによるnormal（5）からzero（0）の6段階で評価する。基準となるのは重力に抗して全可動域を動かせるfair（3）である。段階間の筋力は, ＋（プラス）や－（マ

イナス)などの記号を用いて判定することがある。筋力は肢位や関節の角度によって変わるので注意する。例えば腸腰筋(股関節屈曲)は仰臥位・膝屈曲で行うと、座位・膝屈曲で行うより弱く感じる。大腿四頭筋(膝伸展)も、膝伸展位ではロックがかかり、90°あるいは45°屈曲位よりも力強く感じられる。正しい方法を成書で学んで行う。

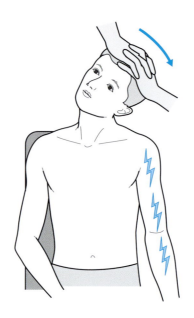

図3 Spurling test
原著ではneck compression testと記される。疼痛肢の方向へ頚椎を側屈して頭を抑える。上肢痛が再現されれば頚部神経根症が疑われる。著者は症状の増悪をおそれ、頚椎の側屈＋伸展のみで頭を抑えることはしない。

(文献15より)

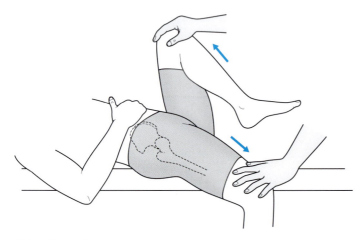

(文献18より)

図4 Gaenslen test
原著ではdiagnostic maneuverとのみ記される。健側の膝・股関節を屈曲し、膝を患者の手で抱えさせつつ、検者の一方の手でおさえる。患側下肢を診察台から落とし、検者が膝を押して股関節を伸展させる。仙腸関節部に疼痛が誘発されれば、仙腸関節障害が疑われる。

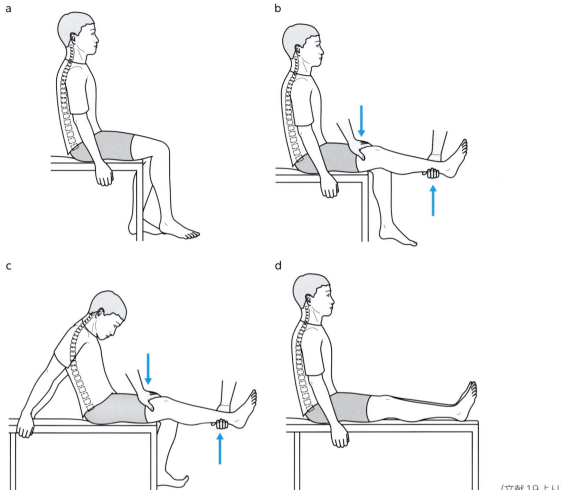

(文献19より)

図5 flip test
a, b：腰椎を伸ばして診察台に座らせ (a)，検者が患側の膝上を抑えながら，徐々に下腿を持ち上げていく．このまま膝を伸ばせればflip sign陰性で，心因性の坐骨神経痛と診断される (b)．
c：坐骨神経痛患者は，この動作で体幹を後ろに倒して腰椎の伸展を緩め，しばしば後方に手をついて体を支える (flip sign陽性)．
d：flip sign陰性＝心因性の坐骨神経痛の患者は，膝伸展位で腰椎を伸ばして診察台に座れる．

知覚検査

　ピン痛覚検査で評価するのが一般的である．頚部や鎖骨上部は中下位頚髄症でも正常に保たれるので，ここを基準として上肢，体幹へ下降するように検査する．曖昧なときには正常部に戻って比較する．これにより正常部と異常部の境界が明瞭になる．脊髄症では痛覚過敏，すなわち針先から不快なしびれやピリピリ感が周囲に放散することがある．この放散するしびれが異常であることをあらかじめ患者に教えておくとよい[21]．

　障害の対側の温痛覚麻痺がみられるBrown-Séquard症候群や，解離性感覚障害がみられる脊髄空洞症では，温覚・冷覚も確認する．

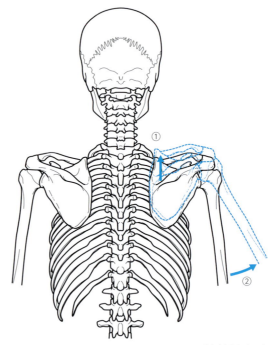

図6 肩甲上腕反射（SHR）
C4以上の上位運動ニューロンの障害を疑わせる所見である。肩甲棘あるいは肩峰を打腱器で叩くと，①肩甲骨が挙上する，あるいは②肩関節が外転すれば亢進ととらえる。

（文献22より）

反射

　反射は患者の意志によらない客観的な検査である。ただし，筋緊張が影響するので，十分緊張の解れた診察の後半に行うとよい。上腕二頭筋腱反射，上腕三頭筋腱反射，膝蓋腱反射，アキレス腱反射は高位診断の要となるので，きちんと出せるよう手技に習熟しておく。膝間代（patellar clonus）や足間代（ankle clonus）は，膝蓋腱反射やアキレス腱反射が著明に亢進した状態でみられる。Hoffmann徴候やBabinski徴候も確認する。C4髄節より頭側の障害では，三角筋反射や肩甲上腕反射（scapulohumeral reflex；SHR）が陽性となる（図6）[22]。

まとめ

　繰り返しになるが，運動器を扱う整形外科では，患者の愁訴・理学所見が必ずしも画像所見と一致しない。特に脊椎脊髄疾患においては，患者の愁訴を裏付ける理学所見がきちんと採取できるか否かで，その後の診断・治療が大きく左右される。必要なときに必要な理学所見がきちんととれるように，日々の研鑽が大切である。

（相澤俊峰）

文献

1) 米延策雄. 病歴聴取および診察のポイント−整形外科から. Dynamic diagnosisに必要な脊椎脊髄の神経症候学. 福武敏夫, ほか編. 東京：三輪書店；2017. p240-4.
2) 市川博雄. 脊椎脊髄疾患における歩行障害. Dynamic diagnosisに必要な脊椎脊髄の神経症候学. 福武敏夫, ほか編. 東京：三輪書店；2017. p240-4.
3) Baker JM. Gait disorders. Am J Med 2018；131：602-7.
4) Ishii K, Matsumoto M, Momoshima S, et al. Remodeling of C2 facet deformity prevents recurrent subluxation in patients with chronic atlantoaxial rotatory fixation. Spine (Phila Pa 1976) 2011；36：E256-62.
5) Rajasekaran S, Avadhani A, Parthasarathy S, et al. Novel technique of a chronic atlantoaxial rotatory fixation using a temporary transverse transatlantal rod. Spine J 2010；10：900-4.
6) 田中靖久, 国分正一, 小澤浩司, ほか. 下垂手（drop finger）をきたす頚部神経根症. 臨整外 2004；39：475-80.
7) Hida T, Harada A, Imagama S, et al. Managing sarcopenia and its related-fractures to improve quality of life in geriatric populations. Aging Dis 2014；5：226-37.
8) 松井康素. サルコペニアとロコモの概念, 定義の異同. Loco Cure 2016；2：202-7.
9) 国分正一. 胸鎖乳突筋上のK点からみた運動器の非特異的疼痛. J Spine Res 2010；1：17-29.
10) Kurosawa D, Murakami E, Ozawa H, et al. A diagnostic scoring system for sacroiliac joint pain originating from the posterior ligament. Pain Medicine 2017；18：228-38.
11) 井手淳二, 園生雅弘, 田口敏彦. 胸郭出口症候群. Pract Pain Manag 2015；6：64-74.
12) Kuhn JE, Lebus GF, Bible JE. Thoracic outlet syndrome. J Am Acad Orthop Surg 2015；23：222-32.
13) Balaji MR, DeWeese JA. Adductor canal outlet syndrome. JAMA 1981；245：167-70.
14) Kempster PA, Rollinson RD. The Lhermitte phenomenon：variant forms and their significance. J Clin Neurosci 2008；15：379-81.
15) Spurling RG, Scoville WB. Lateral rupture of the cervical intervertebral discs. A common cause of shoulder and arm pain. Surg Gynecol Obstet 1944；78：350-8.
16) Kemp A. A new symptom of intervertebral disk hernia. Ned Tijdschr Geneeskd 1950；94：1750-5.
17) Patrick HT. Brachial neuritis and sciatica. JAMA 1917；69：2176-9.
18) Gaenslen FJ. Sacroiliac arthrodesis, indications, author's technic and endresults. JAMA 1927；89：2031-5.
19) Michele AA. The flip sign in sciatic nerve tension. Surgery 1958；44：940-2.
20) Hoover CF. A new sign for the detection of malingering and functional paresis of the lower extremities. JAMA 1908；L1：746-7.
21) 田中靖久. 中下位頚椎の症候−神経根症, 脊髄症の臨床的特徴と高位診断の指標. Dynamic diagnosisに必要な脊椎脊髄の神経症候学. 福武敏夫, ほか編. 東京：三輪書店；2017. p240-4.
22) Shimizu T, Shimada H, Shirakura K. Scapulohumeral reflex (Shimizu). Its clinical significance and testing maneuver. Spine (Phila Pa 1976) 1993；18：2182-90.

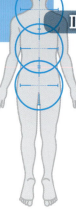

Ⅱ 診察の進め方

鑑別疾患上重要な手技

　腰背部痛には運動器に原因があるものと，その他の原因に由来するものが挙げられる。原因を鑑別するには，まず痛みの場所・性状を丁寧な問診と視診・触診で鑑別することが重要である。特に胸腔内臓器（心臓・大血管，呼吸器）疾患や腹腔内臓器（消化器）に由来する腰背部痛は病状が急速に重篤化することがあることから，見逃してはならない[1～3]。また，心因性腰痛は多彩な訴えを示し，ときに器質性腰痛，機能性腰痛と矛盾しないこともある。慢性化した腰痛を有する患者の多くが長引く痛みのため，心因性要素を併発していることも念頭に置いて診察に臨むべきである。

内臓系に由来する腰背部痛

狭心症，心筋梗塞，急性大動脈解離，大動脈瘤，気胸，胸部腫瘍

場所：上背部から腰部，胸部や上肢，背部痛も併発。
性状：拍動性疼痛，呼吸性疼痛，上肢や背部への放散痛。
問診のポイント：高血圧，脂質異常症，糖尿病，他の血管性疾患の合併の有無など。

胃，十二指腸潰瘍・腫瘍，胆嚢炎，胆嚢結石，膵炎，後腹膜腫瘍

場所：腰背部，季肋部，腹部。
性状：疝痛，不快感，鈍痛。
問診のポイント：中高年，1カ月以上持続しているか。

腎腫瘍，遊走腎，腎盂腎炎，尿管結石

場所：肋骨脊柱角の叩打痛，傍脊柱部。
性状：疝痛。
問診のポイント：結石の場合は中高年男性に多い，安静時に突発する発作。

妊娠，産褥，月経困難症，子宮筋腫，卵巣嚢腫・腫瘍

場所：腰仙部。
性状：不快感，鈍痛。
鑑別のポイント：妊娠の可能性，生理周期との関連，不正出血の有無。

心因性に由来する腰背部痛

うつ病，心身症，適応障害など

場所：腰背部から仙骨部，四肢の痛みの合併などさまざま。
性状：疼痛，鈍痛など多様。
問診のポイント：言動や動作における痛みの誇張表現，姿勢や体位に依存しない非合理的な痛み，ドクターショッピングの有無，頻回の救急受診など。

有用な手技

- **Hoover test**[4]

  被検者に診察台で臥位をとらせ，検者は両側の踵に手をあてがい，患者の下肢を挙上するように促す。もし本当に被検者が下肢を挙上しようとしているならば，検者は手に一定した圧力を感じるが，一定の圧力がかからない場合は心因性要素が疑われる。

- **Waddel による non-organic sign**[5,6]

  次の4つのうち2つ以上がみられれば陽性である。

  ① Skin tenderness：軽く皮膚をつまんだだけでも痛みを訴える。
  ② Simulation test：腰部に負荷をかけているような診察を行うが，実際には負荷をかけないで痛みを訴えるかどうかを，axial loading test（**図1a**）と rotation test（**図1b**）で確認する。
  ③ Flip test：下肢伸展挙上（straight leg raising；SLR）test 陽性の際に座位で何気なく下肢を挙上させ，痛みが誘発されなければ陰性であり，SLR test の結果も疑わしいと判断される（**図2**）。
  ④ Over reaction：診察中に異常に痛がったり，話したり，顔をしかめたり，異常に筋肉をこわばらせる行為。

- **Burns' test**[7]（**図3**）

  被検者を診察台にひざまずかせるテストであり，急性腰痛症，股関節・膝関節疾患による高度な可動域制限がある患者以外は通常は可能であり，できない場合は心因性腰痛が疑われる。

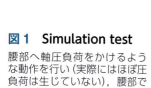

図1 Simulation test
腰部へ軸圧負荷をかけるような動作を行い（実際にはほぼ圧負荷は生じていない），腰部での痛みを訴えるか否かをみる。
a：Axial loading test
b：Rotation test

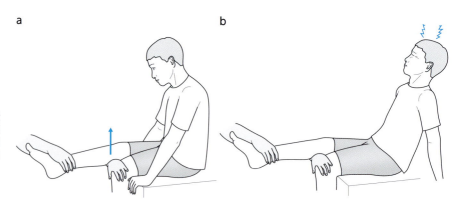

図2 Flip test
下肢伸展挙上（SLR）test陽性の患者において座位で下肢挙上させ，痛みを訴えた場合，陽性とみる。
a：陰性
b：陽性

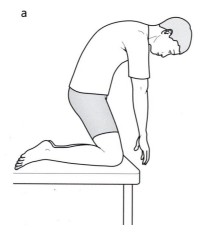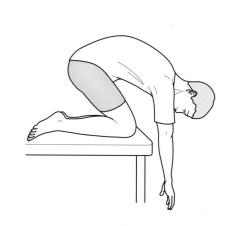

図3 Burns' test
腰痛を訴える場合でもbのような動作は可能であることが多く，aのように，できないと訴える場合では詐病を疑う。
a：陽性
b：陰性

脊柱ならびに傍脊柱以外の運動器に由来する腰背部痛

仙腸関節・骨盤内臓器の疾患，股関節疾患，上殿皮神経障害

性状：運動器由来の腰痛の特徴として，姿勢や体の動きによる増悪がみられる。

有用な手技

仙腸関節炎など仙腸関節に由来する痛みを鑑別する手技には，次の検査がある[8]。

- **Gaenslen test**

  被検者を診察台で臥位をとらせ，腰椎と骨盤を固定して片側の膝を抱えさせ，股関節を最大屈曲した状態でもう片側の下肢を診察台から下垂させることで仙腸関節に負荷をかけ，疼痛が誘発されるかどうかをみる[9]（図4）。

- **Newton test**

  被検者を診察台で腹臥位をとらせ，仙骨部を検者の手掌で強く圧迫し，疼痛を訴えるかどうかをみる（図5）。

- **Compression test**

  被検者を診察台で側臥位をとらせ，腸骨翼を側方から検者の手掌で強く圧迫し，疼痛を訴えるかどうかをみる（図6）。

- **Flexion adduction internal rotation and extension（FADIRE）test**

  Williams testともよばれる。被検者を診察台で臥位をとらせ，膝関節と下腿をおさえながら股関節を屈曲・内転・内旋させた状態で，伸展を促した際に疼痛を訴えるかどうかをみる（図7）。

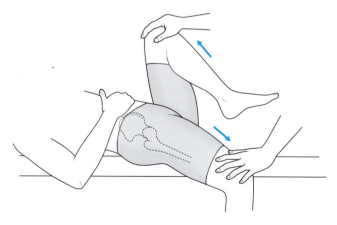

図4　Gaenslen test

被検者を診察台で臥位をとらせ，腰椎と骨盤を固定して片側の膝を抱えさせ，股関節を最大屈曲した状態でもう片側の下肢を診察台から下垂させることで仙腸関節に負荷をかけ，疼痛が誘発されるかどうかをみる。

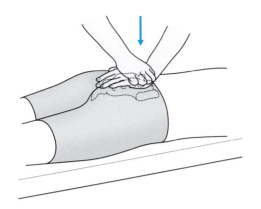

図5　Newton test
被検者を診察台で腹臥位をとらせ，仙骨部を検者の手掌で強く圧迫し，疼痛を訴えるかどうかをみる。

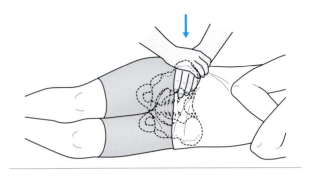

図6　Compression test
被検者を診察台で側臥位をとらせ，腸骨翼を側方から検者の手掌で強く圧迫し，疼痛を訴えるかどうかをみる。

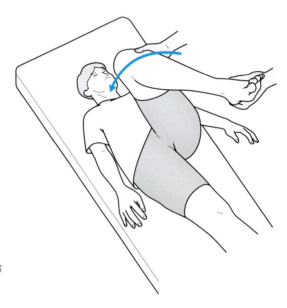

図7　FADIRE test
被検者を診察台で臥位をとらせ，膝関節と下腿をおさえながら股関節を屈曲・内転・内旋させた状態で，伸展を促した際に疼痛を訴えるかどうかをみる。

　変形性股関節症，関節唇損傷など股関節に由来する痛みを鑑別する手技には，通常の股関節検査以外に次の検査がある。

・**Flexion abduction external rotation（FABER）test**
　Patrick testともよばれる。被検者を診察台で臥位をとらせ，膝関節と下腿をおさえながら股関節を屈曲・外転・外旋させた状態で，伸展を促した際に疼痛を訴えるかどうかをみる（図8）。
　梨状筋症候群に由来する痛みを鑑別する手技には，次の検査がある。

・**Flexion, adduction and internal rotation（FAIR）test**
　被検者を診察台で臥位をとらせ，腰椎と骨盤を固定して症状側の股関節・膝関節を直角に屈曲させた状態で股関節を内転させ，殿部の痛みが誘発されるかどうかをみる（図9）。

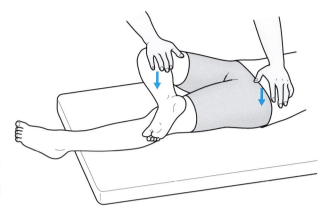

図8　FABER test
被検者を診察台で臥位をとらせ，膝関節と下腿をおさえながら股関節を屈曲・外転・外旋させた状態で，伸展を促した際に疼痛を訴えるかどうかをみる。

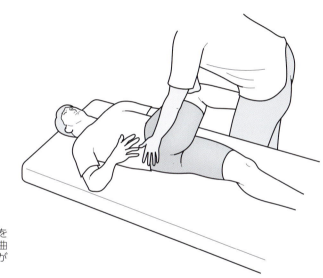

図9　FAIR test
被検者を診察台で臥位をとらせ，腰椎と骨盤を固定して症状側の股関節・膝関節を直角に屈曲させた状態で股関節を内転させ，殿部の痛みが誘発されるかどうかをみる。

・Freiberg test

　被検者を診察台で臥位をとらせ，膝関節と下腿をおさえながら検者が強制的に股関節を内転・内旋させ，被検者が抵抗力を加えた際に殿部の痛みが誘発されるかどうかをみる（**図10**）。

・Pace test

　被検者を診察台にて下肢を下垂させた状態で座位をとらせ，症状側の股関節を内転させ，検者が抵抗を加えた際に殿部の痛みが誘発されるかどうかをみる（**図11**）。

　上殿皮神経障害は片側の上殿皮神経支配領域の圧痛（**図12**）に加え，腰背部からときに下肢に至る疼痛を示し，他の器質性腰痛との鑑別に難渋することも多い。上殿皮神経障害に由来する痛みを鑑別する検査手技としては，上殿皮神経ブロックが最も有用である[10]。

（酒井大輔）

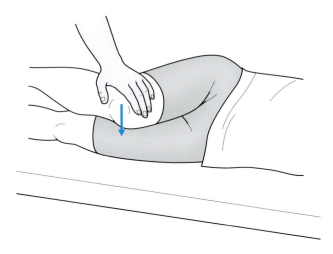

図 10　Freiberg test
被検者を診察台で臥位をとらせ，膝関節と下腿をおさえながら検者が強制的に股関節を内転・内旋させ，被検者が抵抗力を加えた際に殿部の痛みが誘発されるかどうかをみる。

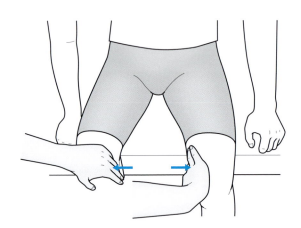

図 11　Pace test
被検者を診察台にて下肢を下垂させた状態で座位をとらせ，症状側の股関節を内転させ，検者が抵抗を加えた際に殿部の痛みが誘発されるかどうかをみる。

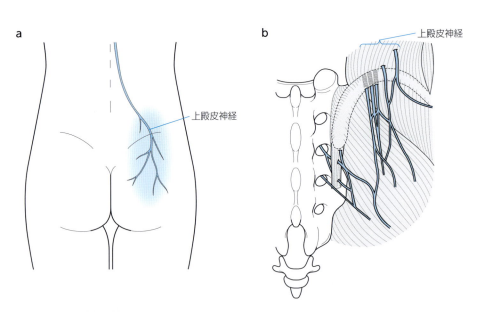

図 12　上殿皮神経障害
a：上殿皮神経障害でみられる痛みの領域。
b：上殿皮神経障害は胸腰筋膜から貫通した枝が腸骨稜を乗り越える際に絞扼されて生じるとされる。

文 献

1) 遠藤健司, 金岡恒治編. 最新腰痛症ハンドブック. 東京：シュプリンガー・ジャパン；2008.
2) 高橋和久編. 日常診療で出会う 腰痛の診かた. 東京：中外医学社；2012.
3) 菊地臣一編. 腰痛. 第2版. 東京：医学書院；2014.
4) Hoover NW, Wencel SL. The medical outcomes research project Low Back Pain Study. Wis Med J 1997；96：53-7.
5) Main CJ, Waddell G. Behavioral responses to examination. A reappraisal of the interpretation of "nonorganic signs". Spine (Phila Pa 1976) 1998；23：2367-71.
6) Fishbain DA, Cole B, Cutler RB, et al. A structured evidence-based review on the meaning of nonorganic physical signs：Waddell signs. Pain Med 2003；4：141-81.
7) Evanski PM, Carver D, Nehemkis A, et al. The Burns' test in low back pain：correlation with the hysterical personality. Clin Orthop Relat Res 1979；140：42-4.
8) van der Wurff P, Hagmeijer RH, Meyne W. Clinical tests of the sacroiliac joint. A systematic methodological review. Part 1：Reliability. Man Ther 2000；5：30-6.
9) Gaenslen FJ. Sacro-iliac arthrodesis：indications, author's technic and end-results. JAMA 1927；186：2031-5.
10) Ermis MN, Yildirim D, Durakbasa MO, et al. Medial superior cluneal nerve entrapment neuropathy in military personnel：diagnosis and etiologic factors. J Back Musculoskelet Rehabil 2011；24：137-44.

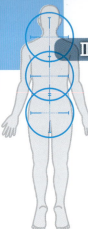

II 診察の進め方

画像検査の意義と限界（血液検査も含む）

近年，MRI画像の解像度が向上したことにより，脊椎脊髄疾患の診療における画像検査の中心的役割はMRIが果たしているといっても過言ではない。優れた画像検査が行える現在においても，脊椎診療において，主訴，症状，神経学的高位診断と画像所見の一致を確認することが必須である。

良質な画像が得られるMRIであるが，動的因子の評価が困難であるため，脊椎不安定性を評価するために単純X線像による動態撮影を行う必要がある。また，CTは骨・石灰化病変の描出に優れており，MRIの弱点を補うことができる検査であるが被ばく量が多く，特に小児については施行を必要最低限にしたい。各画像検査の特徴を理解し，適切に施行することが重要である。

本項では，各種画像検査の特徴，読影ポイント，さらには血液検査も含めて論述し，画像を交えて解説する。

単純X線

脊椎疾患の画像診断の基本となる検査である。脊椎画像診断の第一歩であるX線検査で，診断できる疾患をいかに見逃さないかが重要である。

立位正・側面の2方向撮影が基本であるが，動的因子の評価のため最大前後屈側面像も加えるべきである。また，椎間孔部，分離症の評価のためには両斜位2方向の撮影を考慮する。上位頸椎疾患を疑う場合には，開口位正面像の撮影も考慮する。変性が進行している椎間板は，椎間板腔の狭小化や前後屈撮影にて異常動揺性を認めることがある。脊柱変形患者では，頸椎から大腿骨頭までの立位X線正・側面2方向撮影を行う。

> **POINT** 思春期特発性側弯症患児の立位X線正面像でのフォローアップは，25年後のがんの発症のリスクが4.8倍との報告があるため[1]，3カ月で側弯の進行がなければ次は4カ月後，というようにフォローアップを延ばすことにより被ばく量を抑えている。

56

脊柱管狭窄の評価

発育性脊柱管狭窄は，男性で脊柱管前後径13mm以下，女性で12mm以下が1つの目安となる。椎間関節後縁に棘突起前縁が重なっている場合には，見た目で発育性脊柱管狭窄を疑うことができる（図1）。いわゆるピンサーメカニズムによる動的脊柱管狭窄は，頚椎後屈時に椎体および椎間板が後方へ移動し，肥厚した黄色靱帯が脊柱管側にたわむことで，脊髄が前後方向よりはさみ込まれることで生じる[2]。

椎体骨折の診断

骨粗鬆症に伴う緩徐に進行する椎体圧潰の確認なども，月複数回の撮影が許されるX線検査が有用である。発症直後に明らかな異常が確認できなくても，1～2週後の再検査で圧潰を認めることがしばしばあるため，直後のX線像だけで骨折の有無を断言してはならない。また，新規骨折と陳旧性骨折の鑑別は容易ではない。著者らは2週間以上経っても腰痛が継続する場合は，また受診するように患者に伝えている。頑強な腰痛（特に夜間痛）が続く場合，転移性脊椎腫瘍，化膿性脊椎炎，圧迫骨折による腰痛（red flag）を念頭に置き，経時的にフォローアップすることが大事である。疼痛が許せば，仰臥位側面撮影と立位または座位側面撮影の比較も有用で，椎体骨折がみつかることがある[3]。

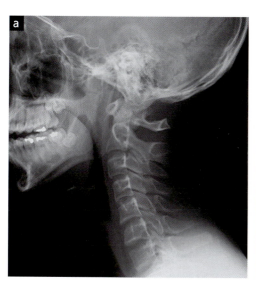 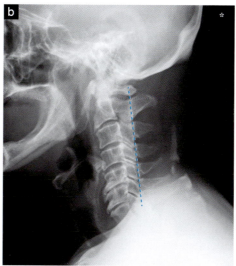

図1　正常例と発育性脊柱管狭窄例の頚椎単純X線像
a：正常な頚椎X線側面像。椎間関節後縁と棘突起前縁は離れている。
b：発育性脊柱管狭窄患者の頚椎X線側面像。椎間関節後縁と棘突起前縁が重なっている。

脊椎腫瘍の診断

　単純X線像での片側椎弓根像の消失（winking owl sign）は，脊椎腫瘍を疑う所見である（図2）。脊椎腫瘍の危険因子としては，55歳以上の年齢，がんの既往，予期せぬ体重減少などが挙げられる[4]。

> **POINT**　仙骨や腸骨の異常陰影は，しばしばガス像が重なり見逃されてしまうことがあるので注意が必要である。

　腫瘍を疑う場合には，血液検査の追加が有用である。転移性脊椎腫瘍を疑う場合には，各種腫瘍マーカーの測定，多発性骨髄腫を疑う場合には，総蛋白上昇，アルブミン低下，カルシウム上昇，$β_2$ミクログロブリン上昇などがないか確認を行う。悪性リンパ腫を疑う場合には，可溶性IL-2レセプター測定が有用である。骨代謝回転マーカーの異常高値も腫瘍を疑う所見であるが，一般検査のアルカリフォスファターゼ高値でも同様に骨代謝回転が異常に高まっていることを考える必要がある[5]。

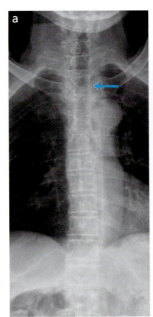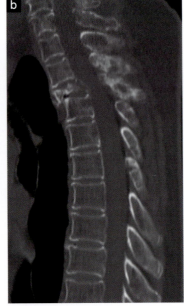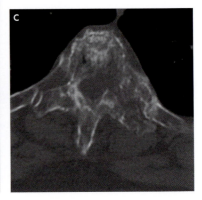

図2　多発性骨髄腫患者の単純X線像とCT
a：単純X線像で片側の椎弓根像が消失している（矢印，winking owl sign）。
b：CT側面像で溶骨性病変を認め，椎体が圧潰している。
c：CT横断像で溶骨性病変に片側の椎弓根が消失している。

CT

　椎体の骨梁などの微細構造を含め，骨を形態学的にとらえるのに適している。狭窄の原因となる骨棘形成，Luschka関節や椎間関節の変性，靱帯骨化などの評価にはCTが適している。また，外傷による脱臼骨折，破裂骨折や粉砕骨折時の脊柱管の状態把握（図3），化膿性脊椎炎，脊椎腫瘍などの骨破壊像の発見に非常に有用である。外傷症例においては，造影CTで椎骨動脈の走行や閉塞の有無を確認することも大切である。脊髄造影後のCT撮影は，脊柱管内の病態を詳しく把握することができる。

　多列化CTは通常のCTよりもはるかに早く撮影できるので，検査中にじっと静止できない高齢者や振戦のある患者の評価に有用である。さらに多列化CTはアーチファクトをかなり低減することに成功しているため，インプラントに隣接した骨を評価するのにも適している。

MRI

　椎間板ヘルニア，脊髄腫瘍，脊髄空洞症[6]などの軟部・神経組織病変を精度高くとらえることが可能となり，診断上非常に有用な画像検査である。椎間板ヘルニアの診療において，椎間板の形態・変性・突出の程度の評価が可能となる。病態把握，確定診断，経過観察に最も有効である。また圧潰の少ない椎体骨折や初期の脊椎転移，椎間板炎の検出にも優れている。

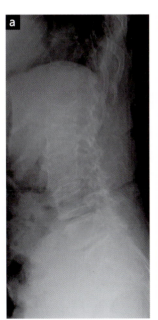
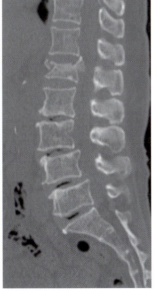
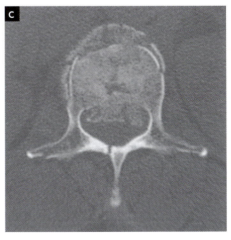

図3　腰椎破裂骨折患者の画像検査
a：単純X線像。画像が不鮮明で椎体後壁損傷があるかどうかわかりづらい。
b，c：CTでは椎体後壁損傷を認め，脊柱管内に骨片が突出していることが確認できる。

脊髄終糸症候群を疑う場合には，腹臥位MRI撮像が診断に有用である。

椎体終板の変性をMRIの信号変化により分類するModic分類がある[7]（**表1**）。
- Type 1（T1強調：低信号，T2強調：高信号）：変性初期の骨髄浮腫を示す。
- Type 2（T1強調：高信号，T2強調：等〜高信号）：脂肪変性を示す。
- Type 3（T1強調：低信号，T2強調：低信号）：終板変性の終末像である骨硬化を示す[7]。

また，後方線維輪内にT2強調像で高信号を呈するいわゆるhigh intensity zoneの存在は，腰痛の存在と椎間板変性を示唆するとの報告もある[8]。Modic分類Type 1の変性所見は感染との鑑別が難しい。前回の画像と比較し，T1強調像にて椎間板に接する椎体前下部に新たな低信号を認め，椎間板に新たな高信号の出現がある場合に化膿性脊椎炎を考慮して[9]，白血球増加，好中球分画増加，CRPおよび血沈の上昇がないか確認を行う。脊椎カリエスや非定型脊椎炎では，白血球，CRPともにそれほど上昇しないことも多く，クォンティフェロンの測定が有用である。前回の画像がない場合は拡散強調像にて，境界明瞭な線状の高信号帯が正常な骨髄と異常な骨髄の境界部に接する2椎体に認められる"claw sign"が化膿性脊椎炎の鑑別に有用であると報告されている[10]。また，腫瘍と感染の鑑別において，腫瘍の場合は椎間板が最後まで保たれることが特徴である[11]。

MRIの欠点は，撮像時間が比較的長く，動きによるアーチファクトをきたしやすいことである。じっとしていられない高齢者や疼痛コントロールが困難な患者において，適切な画質を得ることが困難な場合がある。また，装置・検査が高コストであることも欠点である。

脊髄腔造影

頸椎症性脊髄症，脊柱管狭窄症においては，機能撮影によりMRIでは判別困難な立位での評価，さらには動的圧迫を明らかにすることができる。造影後CTにより断面を詳細に調べることができ，神経根の陰影欠損所見などが明確になることがある（**図4**）。

表1 Modic 分類

Modic type	T1強調	T2強調
Type 1（初期：骨髄浮腫）	低信号	高信号
Type 2（脂肪変性）	高信号	等〜高信号
Type 3（終末：骨硬化）	低信号	低信号

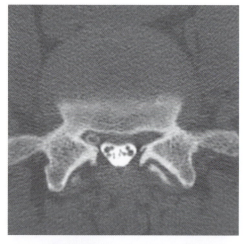

図4 脊髄造影後CTにおける神経根の陰影欠損所見

神経根造影，椎間板造影

造影剤注入時の疼痛再現は，高位診断の有用な手がかりとなる。椎間板造影後のCTでは，他の画像検査では判別しづらい外側ヘルニアや椎間孔付近のヘルニアなどの診断に有用である。

症例供覧

症例1：腰椎類骨骨腫（図5）

43歳，男性。5年前から腰痛を認めた。1年前より徐々に症状が増悪し，当科受診となった。

安静時痛および夜間痛を認めていた。単純X線側面像で内部に骨硬化を伴う骨透亮像を認めた。CTではL1左下関節突起にnidusを疑う病変を認めた。

類骨骨腫[12]の診断で非ステロイド性抗炎症薬（nonsteroidal anti-inflammatory drugs；NSAIDs）による保存療法が行われたものの改善がみられなかったため，腫瘍核出術を施行された。術後6カ月でvisual analogue scale（VAS）は85から10に改善した。

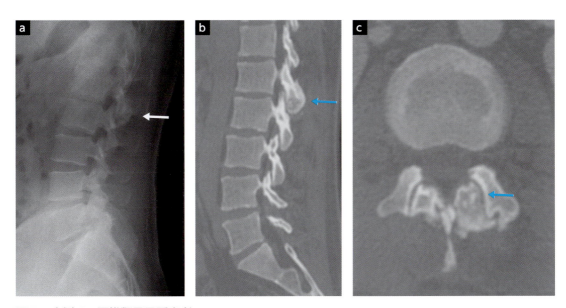

図5　症例1：腰椎類骨骨腫患者
a：単純X線像で第1腰椎下関節突起部に内部骨硬化を伴う骨透亮像を認める（矢印）。
b，c：CTで第1腰椎左下関節突起にnidusを疑う病変を認める（矢印）。

症例2：化膿性脊椎炎（図6）

67歳，男性。糖尿病，糖尿病性腎症による透析の既往歴があった。

1カ月前より頸部痛，右肩痛が生じた。近医を受診し，トリガーポイント注射を数回施行された。1カ月後，他院で透析中にショックバイタルとなり，当院に紹介受診となった。造影CTにて咽後膿瘍を認め，切開排膿を施行された。術翌日に四肢麻痺が生じ，MRIにて脊髄圧迫所見を認め当科紹介受診となった。硬膜外膿瘍に伴う脊髄圧迫を認めていたため，手術を施行された。

最後に

近年画像検査の解像度の進歩が著しく，脊椎・脊髄診療において欠かせないものとなってきている。画像検査は適切に使用すれば非常に有用だが，あくまで臨床経過および理学所見と照らし合わせないと判断を誤る危険性がある。

（上原将志，髙橋　淳，加藤博之）

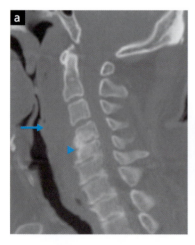 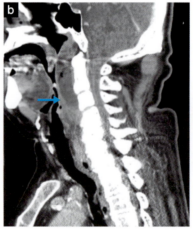 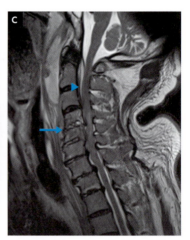

図6　症例2：化膿性脊椎炎患者
a：CTで咽頭後壁の肥厚（矢印）およびC4/5椎間狭小化（矢頭）を認める。
b：咽頭後壁に辺縁が造影される膿瘍（矢印）を認める。
c：MRIではC4/5椎間にT2強調での高信号変化（矢印）を認める。C2-4椎体後面に硬膜外膿瘍を疑う病変（矢頭）を認める。

文献

1) Simony A, Hansen EJ, Christensen SB, et al. Incidence of cancer in adolescent idiopathic scoliosis patients treated 25 years previously. Eur Spine J 2016；25：3366-70．
2) Penning L. Some aspects of plain radiography of the cervical spine in chronic myelopathy of the cervical spine in chronic myelopathy. Neurology 1962；12：513-9．
3) Hashidate H, Kamimura M, Nakagawa H, et al. Pseudoarthrosis of vertebral fracture：radiographic and characteristic clinical features and natural history. J Orthop Sci 2006；11：28-33．
4) Downie A, Williams CM, Hencock MJ, et al. Red flags to screen for malignancy and fracture in patients with low back pain：systematic review. BMJ 2013；347：f7095．
5) Mukaiyama K, Kamimura M, Uchiyama S, et al. Elevation of serum alkaline phosphatase (ALP) level in postmenopausal women is caused by high bone turnover. Aging Clin Exp Res 2015；27：413-8．
6) 高橋　淳，伊東清志．X線診断Q&A．整形外科 2016；67：67-8．
7) Modic MT, Masaryk TJ, Ross JS, et al. Imaging of degenerative disk disease. Radiology 1998；168：177-86．
8) Lam KS, Carlin D, Mulholland RC. Lumbar disc high-intensity zone：the value and significance of provocative discography in the determination of the discogenic pain source. Eur Spine J 2000；9：36-41．
9) Tanaka A, Takahashi J, Hirabayashi H, et al. A Case of Pyogenic Spondylodiscitis Caused by Campylobacter fetus for Which Early Diagnosis by Magnetic Resonance Imaging Was Difficult. Asian Spine J 2012；6：274-8．
10) Patel KB, Poplawski MM, Pawha PS, et al. Diffusion-weighted MRI "claw sign" improves differentiation of infectious from degenerative modic type 1 signal changes of the spine. AJNR Am J Neuroradiol 2014；35：1647-52．
11) Uehara M, Takahashi J, Hirabayashi H, et al. Hodgkin's disease of the thoracic vertebrae. Spine J 2013；13：e59-63．
12) Uehara M, Takahashi J, Kuraishi S, et al. Osteoid osteoma presenting as thoracic scoliosis. Spine J 2015；15：e77-81．

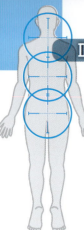

Ⅱ 診察の進め方

再診時の注意点

　再診の患者を診察するときのポイントは，初診時の診断にとらわれず，もう一度客観的な目で患者を診ることである．再診時の診察に十分時間をかけられない場合には，面倒でも事前にカルテや画像所見を確認しておくべきである．

初診時以降の経過の確認

　前回受診時以降に病状に変化がないか確認することは，当然ではあるが重要なことである．疼痛の悪化や麻痺の出現・進行がないか，薬剤を投与したときには体調に変化が生じていないか常に気を付けなければならない．

　患者が医師に対して話すほどのことではないと判断していることが，医師にとって重要なことである場合もあり，診断・治療に必要な情報を的確に聞き出すことが重要である．腰部脊柱管狭窄症による間欠跛行について，「歩くことに支障はないです」と答えても，痛みが出ることをおそれて外出を控えているだけかもしれない．また，「1km連続で歩けますか？」と尋ねても，1kmと聞いて想像する距離は人によってまちまちである．「病院の駐車場から受付まで休みなく歩けましたか？」など，患者と距離感を共有できる設定で聞くことが重要である．痛みの程度については，visual analogue scale（VAS）やnumerical rating scale（NRS）を使って聞き取ると，経過がわかりやすい．

> **POINT**　家族が同行している場合，家族からみて変化がないかを問うことで，重要な情報を引き出すことができるかもしれない．家族は診察室の外で待っている場合もあるので，必要に応じて診察室内へよんで話を聞く．

身体診察の実施

　前回診察時に確認できなかった所見があれば，まず身体診察を行う．自覚症状がある部分の身体診察は欠かしてはいけない（**図1**）．

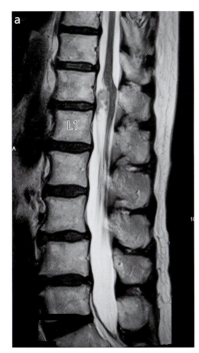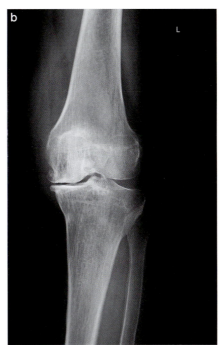

図1 変形性膝関節症
61歳，女性。右下肢痛を訴え，近医で撮像されたMRIでT12/L1に脊髄腫瘍を指摘され来院した。腫瘍摘出術を計画したが，再診時に疼痛について改めて聞くと，ときどき階段を上るときに下肢痛を強く感じることがわかった。膝関節内側に強い圧痛を認め，膝関節単純X線撮影を追加し，変形性膝関節症と診断した。
a：MRI T2強調像
b：単純X線像（左膝関節正面像）

> **POINT** 再診時のピットフォールは，筋力の低下や感覚障害の範囲の拡大に患者自身が気付いていない場合があることである。患者が病状に変わりがないといっても，実際には前回受診時より変化していることは珍しくない。特に，受診間隔があいている場合には，必ず問診だけでなく身体診察を行って，神経学的所見を再度確認する必要がある。一方，患者が病状の悪化を訴えても，そのまま受け取らず，診察を行ったうえで客観的に判断しなければならない。

画像所見の再確認

前回受診時に読影した画像も再度見直す必要がある。大きな病変があると，他の部位に目がいかなくなって見落としている所見があるかもしれない。MRIで腰椎の病変と診断され，同じ画像に写し出されている胸腰移行部の病変が見逃されることは珍しくない（**図2**）。

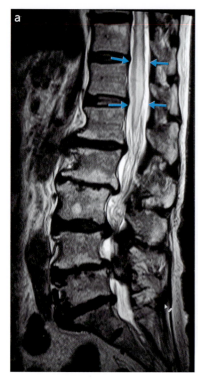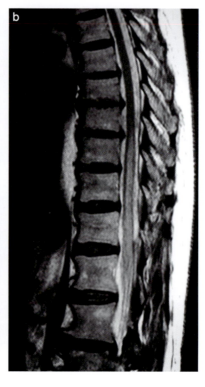

図2 脊髄動静脈瘻
71歳,女性。歩行時のしびれ感と下肢の脱力感を訴え,腰部脊柱管狭窄症と診断され当科を初診した。初診担当医から手術が必要と説明され再診したが,MRI画像を再度確認し,脊髄の腫脹と浮腫に気付いた(a,矢印)。胸椎MRI検査を追加し脊髄動静脈瘻と診断した(b)。
a:腰椎MRI T2強調像
b:胸椎MRI T2強調像

> **POINT** 初診時にオーダーしたMRIを再診時に確認するときは,責任高位を予想しながら読影を行うことになる。ここで重要なことは,先入観にとらわれずに画像診断を行うことである。予想と異なる高位に病変が併存していることもあり,子宮や腎臓など脊柱に近い臓器に病変がみつかることもある。

　腰部疾患で,神経学的所見から予想される高位と画像での異常所見の高位が一致しないときは,椎間孔外病変,移行椎や神経根奇形などを念頭に置く。

診断の見直し

　前回受診時からの経過,疼痛などの自覚症状や神経学的所見の変化,そして画像の再読影を行って,診断を再度見直すことが大切である。また,治療に対して効果がない場合は診断が間違っていないか検討する必要がある。例えば硬膜外ブロックや神経根ブロックが

まったく効果を示さない場合には，脊柱管外の病変や高位の間違いがないかチェックする必要がある。

初診の担当医が確定診断を付けたうえで再診を任されたときも，これらの情報は参考にとどめて自分の目で患者を診察しなくてはならない。診察前に病状や診断名が頭に入った状態でみると，重要な所見を見落とす可能性がある。初診医や紹介医の診断を鵜呑みにせず，診療に当たらなければならない（図2）。

治療方針の確認

初診時に立てた治療方針は，受診のたびに修正すべきことがないか確認しなければならない。治療の効果，症状や所見の変化によって，修正が必要となることもある。必要があれば躊躇せず検査を追加する。最初に立てた治療方針に固執せず，最適な治療方針を柔軟に考えていかなければならない。

初診時に確定診断を付けることが難しい場合，検査を追加して再診時に診断が委ねられる。すぐに確定診断を下せない場合でも，強い疼痛を伴うときは診断が付くまで対応を控えることはできない。病状をマスクしない薬剤選択や装具療法などで対処し，診断を妨げない治療を開始する。また，下肢への放散痛を呈し，画像上で複数の腰部神経根の圧迫所見を認める場合，選択的神経根ブロックは診断と治療を兼ねる。

より専門性の高い機能をもつ病院へ紹介が必要なときには，早めに紹介をすることで治療に遅滞が生じることを防げる。

病状・治療方針に対する理解の確認

円滑に診療を行ううえで，患者や家族が病状を理解し，治療方針に納得している必要がある。治療が良好な経過をたどって病状が軽快しても，治療方針に納得がいかないままであれば，トラブルが生じることがある。診療に対する患者の不満は，「医師が話を聞いてくれない」「医師が十分説明をしてくれない」といった事項が最も多い。再診に訪れる一人ひとりの患者に多くの時間を割くことは現実的ではないかもしれない。しかし，いったんトラブルが起こると，解決には相当の時間と労力を費やすことになる。初診の次の再診時には，わかりやすく病状や病態を簡潔に説明したうえで治療方針を再度明示すべきである。

また，十分説明を行ったつもりでも，患者や家族が病状を実際よりも軽症にとらえ，簡単に治ると考えている場合もあれば，深刻にとらえる場合もある。医師の説明のすべてに同意をしながらも，実際にはまったく理解できていない患者も多い。再診のたびに，同じことを尋ねる患者は少なくない。一度説明したことを尋ねられたときには，その患者からは理解が得られていないと考え，より平易な言葉で簡潔に説明し直さなければならない。

医師の前ではいいたいことをいい出せない患者もいる。患者が発言しやすい雰囲気を作り，信頼関係を築いていく必要がある。

〔三上靖夫〕

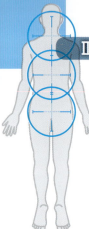

Ⅱ 診察の進め方

患者への接し方

　初対面の患者との間で構築される医師−患者関係は，その後の治療を円滑に進めるうえで大変重要であることはいうまでもない。限られた診察時間内で初対面の患者と信頼関係を築くことは，もしあなたが20年以上の経験をもつベテラン医師であれば自然な振る舞いによって可能かもしれない。しかし，本項の読者であるあなた（若手医師）は，ベテランの諸先輩方と同じように自然体で振舞ってはならない。なぜなら，あなたと先輩医師の間には決定的な違いがあるためである。

　ベテラン先輩医師とあなたの違いはどこにあるのであろうか？　それは，患者が初対面のときに医師に対して抱く安心感である。信頼感といいかえることができるかもしれない。「そんなのすぐに身に付くわけがない！」と思われるであろうが，まさしくその通りなのである。患者が抱く安心感というのは，長年の臨床経験と豊富な知識，患者に対する接し方など複合的な要素によって醸し出されるものなのである。残念ながら，あなたにはまだ十分な経験も知識も不足している。従って，明日からでも取り組める手段としてあなたができることは，患者に対する接し方に注意することである。

とにかく第一印象を大事にしよう

　普段の人間関係において，一度抱かれた印象を覆すのにはかなりの時間と労力を要するということをわかっておられると思う。医師−患者関係においても同じことがいえる。丁寧に説明を重ね，予定した検査もすべて終わり，さあ手術だという段になって患者から「他の病院に移りたい」「他の先生にお願いしたい」と告白されることは誰しも少なからず経験することである。「この先生には最後まで任せられない」「この先生になら最後までお願いしよう」という患者の判断はどの段階でなされるのであろうか？　それは初診時の第一印象によって決まるといっても過言ではない。

　初診時における患者とのコミュニケーションには言葉でのやり取り（verbal behavior）のほかに，話しかける声のトーンや診察時の姿勢，表情，仕草などの非言語的なやり取り（nonverbal behavior）がある。それらのうち，第一印象を形成する要素の90％以上はnonverbal behaviorによるということが明らかになっている。非常に残念なことではあるが，初対面の患者にあなたの内面のよさをわかってもらうことは期待できない。まずはnonverbal behaviorを磨くことによって，良好な医師−患者関係の第一歩とする。それでは，具体的にどのような点に注意していけばよいのであろうか？

身だしなみ

　あなたの服装や髪形は周囲に不快感を与えていないか？　清潔感はあるか？　周囲から浮いていないか？　面と向かってあなたに注意してくれる人間はなかなかいないため，あなただけがずっと気付かずにいるのかもしれない。きちんと注意してくれる人はあなたにとってすごく大切な人であるので大切にしていただきたい。診察中のきれいな姿勢も身だしなみの1つといえる。患者の脊柱アライメントを語る際には特に注意する必要がある。

表情

　不機嫌な顔や疲れた顔をみせていないか？　あなたが馴染みにしているお店で不機嫌な顔や疲れた顔をされたことがあるであろうか？　そんなことがあれば，あなたは2度とそのお店にいかないであろう。しかし，患者は他にいくところがない。あなたは患者に対して圧倒的に優位な立場に立っているということを忘れてはならない。どんなにあなたが忙しくても，心配事があっても患者には関係のないことである。また，患者の緊張を解くためにも，診察中に一度は笑顔で接するように心がける。

診察中の態度

　診察中に椅子の背もたれにふんぞり返っていないであろうか？　患者の話を聞くときに頬杖をついたりしていないであろうか？　検査オーダー入力のためにパソコンの画面ばかりをみていないであろうか？　貧乏ゆすりをしていないであろうか？　もし，あなたがそのような態度をとっているのであれば，あなたは患者に対する敬意が欠けている。患者はあなたが思っている以上に，そのような敬意を欠いた態度に敏感である。あなたが患者に敬意をもって接すれば，どのようにすべきかおのずとわかるはずである。逆に診察以外のボディタッチが多いなど，患者との距離関係が近すぎるのも初対面の患者に対してはよい印象を与えないので注意する。

言葉遣い

　言葉遣いはverbal behaviorではなく，nonverbal behaviorの1つに挙げられる。診察時には「○○さん」と名前で呼び入れ，初対面の患者であっても一度は「○○さんの場合は〜」と個人名で説明するように意識する。そうすることによって，患者のあなたに対する印象はぐっとよくなるであろう。あなたにとって目の前の患者は多くの患者のうちの一人であるが，患者にとっての先生はあなただけなのである。また，患者はあなたの親類や友達ではない。友達口調，いわゆるタメ口や下の名前で呼ぶことは言語道断である。早口もいただけない。敬意をもって接すれば，言葉遣いは自然と丁寧になるはずである。

周囲への態度

　周囲の医療スタッフに横柄な態度をとっていないであろうか？　あなたにそのような態度をとる資格があるであろうか？　今一度考えてみて欲しい。メディカルスタッフの萎縮や職場の不協和音は，決してあなたにとって有益にならない。患者はそのような雰囲気にとても敏感である。ときには教育的指導が必要なときがあるかもしれないが，そのような場合でも患者を目の前にしてスタッフを怒鳴ったり，スタッフの愚痴をいったりしてはならない。患者はそのような病院で手術を受けようなどと思うはずがない。

患者への説明

　説明内容はverbal behaviorであり，説明の仕方はnonverbal behaviorにあたる。極論すれば，説明内容よりも説明の仕方がより重要になるということである。もちろん，説明内容は医学的に正しい必要がある。しかし，あなたは患者に対して医学的根拠を並べ立てて十分に説明した気になってはいないであろうか？　理解の及ばない無数のエビデンスを列挙されるよりも，患者が知りたい1つのことに答えるほうが患者にとってはありがたいのである。患者はあなたに何を望んでいるのであろうか？　少し考えてから話を始めてみて欲しい。

> **POINT**　わかりやすい説明とは，患者が理解し，納得できる説明ということである。患者が理解するのを手助けするために模型を使ったり，画像をみせたり，例え話をしたりすることが丁寧な説明ということになる。一見すると丁寧な説明には時間がかかり無駄な部分も多いように思われるが，その後の治療を円滑に進められるのであれば決して無駄な時間にはならない。

おわりに

　以上，あなたが明日からでも外来で実践できる心がけを述べてみた。昨今はインターネット上でも情報が溢れており，少なからず予備知識をもった患者が外来に訪れることがある。しかし，実際に治療や手術を行うのは人間の医師であるということを患者もよくわかっている。従って，より一層コンピュータには真似のできないnonverbal behaviorを磨くことが要求されるわけである。

　以上のことを実践できれば，これからの長い医師人生でより多くの患者の治療に携わることができるようになるであろう。そうすることによって，より多くの手術を担当する機会にも恵まれ，貴重な症例を経験する機会も増えていくことになる。そうすれば，あなたは20年後には自然に振る舞っても患者の信頼感が得られるような医師になっているはずである。

〔寺井秀富〕

文献

1) Beck RS, Daughtridge R, Sloane PD. Physician-patient communication in the primary care office: a systematic review. J Am Board Fam Pract 2002; 15: 25-38.
2) Wong CK, Yip BH, Mercer S, et al. Effect of facemasks on empathy and relational continuity: a randomised controlled trial in primary care. BMC Fam Pract 2013; 14: 200.
3) Beach MC, Roter DL, Wang NY, et al. Are physicians' attitudes of respect accurately perceived by patients and associated with more positive communication behaviors? Patient Educ Couns 2006; 62: 347-54.

III 疾患別治療法

脊椎（全体）
頚椎
腰椎

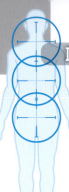

Ⅲ 疾患別治療法

脊椎（全体）
脊柱側弯症

　脊柱側弯症は，小児期から思春期に発症する脊柱の疾患である．主に胸腰椎部において脊柱が冠状面で側方に弯曲し，横断面で回旋する三次元的な変形をきたす（**図1**）．

　その原因は多岐にわたるが，外来診療において最初におさえておきたいことは，目の前の側弯症患者が非構築性側弯症なのか構築性側弯症なのかを見極めることである（**図2**）．

　非構築性側弯症とは，なんらかの原因によって一時的に生じた側弯であり，その原因が除かれると側弯は消失するものである．脚長差による側弯症の代表例を**図3**に示す．仰臥位となり脚長差の影響が取り除かれれば側弯は消失している．非構築性側弯症の特徴として，回旋変形を認めない＝身体所見で背部隆起を認めない＝X線像にて椎弓根陰影の非対称がないことが多い．

　対して構築性側弯症は，脊柱の一部が正常な動きを失い，変形・回旋などの構造上の変形をきたす側弯症を指す．その原因は多岐にわたるが（**図2**），重要なものは，①特発性脊柱側弯症，②さまざまな神経疾患（脊髄空洞症，脳性麻痺など），筋疾患（筋ジストロフィーなど）に伴う神経・筋原性側弯症，③椎骨に先天的な形態異常が存在する先天性側弯症，④神経線維腫症に伴う側弯症，⑤Marfan症候群に伴う側弯症である．

　本項では思春期特発性脊柱側弯症を取り上げる．思春期特発性脊柱側弯症は決してまれな疾患ではなく，日常診療でも遭遇することが多い．

　本疾患に対する基本的知識，診察の方法，治療方針，患者との関係の築き方を中心に述べる．

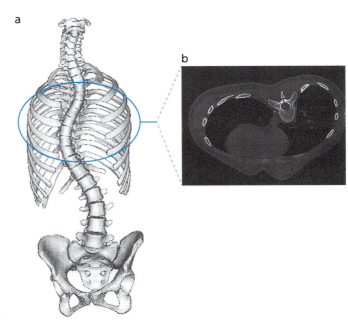

図1　側弯症の3D-CT
a：脊柱は側方に弯曲している．
b：主カーブの頂椎は回旋している．

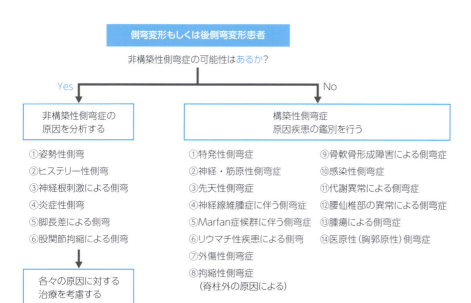

図2　脊柱変形診察のアルゴリズム

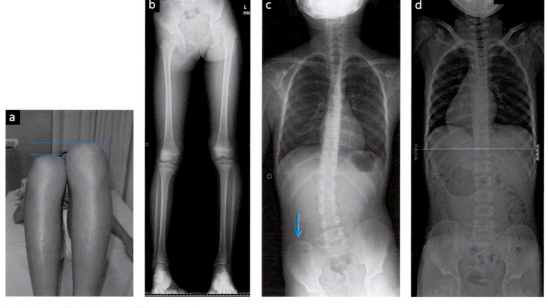

図3　脚長差による非構築性側弯症
a：片側萎縮により5cmの脚長差が生じている。
b：立位両下肢全長X線像。大腿骨，下腿骨ともに右側が短縮している。
c：立位全脊椎正面像。骨盤が傾斜し（矢印），結果として腰椎部に側弯が生じている。
d：臥位全脊椎正面像。臥位になると側弯は消失する。

思春期特発性脊柱側弯症
adolescent idiopathic scoliosis

Profile 特発性脊柱側弯症は原因不明の側弯症とされている。多くの仮説が提唱されているが，松果体を切除したニワトリに側弯が生じることに着目した研究が注目されている[1,2]。
また，家族内発症が多いことから遺伝的要素の関与は早くから指摘されていた[3]。近年遺伝子学的アプローチにより，日本においても発症に関与する遺伝子の一部が特定されつつある[4]。
発症年齢により，乳児期特発性側弯症（0～3歳），学童期特発性側弯症（4～9歳），思春期特発性側弯症（10歳以降）に分けられている。10歳までに発症した側弯症をまとめて早期発症側弯症（early onset scoliosis；EOS）とよぶこともある。
思春期特発性側弯症の発生率は，1～3％との報告が多く[5]，構築性側弯症全体の約80％近くを占めるといわれる。学校健診・側弯検診や運動器検診などで発見されることが多い。
思春期特発性側弯症は，①痩せ型の体型が多い，②女児に多い，③胸椎右凸腰椎左凸の特徴的なカーブパターンが多いなどの特徴をもつ。

診断

実際の診察現場での手順に沿って解説する。問診，身体診察，画像診断を行い構築性側弯症の原因となるさまざまな疾患を鑑別していく必要がある。

問診

初診時には以下の情報を順序よく本人および保護者より聴取する。
① どのようにして側弯症が発見されたか（保護者・友人が姿勢の異常に気が付いた，運動器検診問診票(注1)で気が付いた，学校健診・側弯検診で指摘されたなど）。
② 出生時の情報，定頸，歩行などの発達の状況など。女児の場合は初潮の時期，男児の場合は変声の時期を聴取しておく。
③ 家族構成：同胞の有無，特に女性に留意する。
④ 家族歴：側弯症，神経線維腫症，Marfan症候群など。
⑤ 既往歴：神経線維腫症，Marfan症候群，心疾患，開胸手術の既往（医原性胸郭原性側弯症），喘息など。
⑥ 学校のクラブ：運動部系なのか，文化部系（吹奏楽部が多い傾向）なのか。
⑦ 習い事：クラッシックバレエ，新体操など(注2)。
⑧ 本人が姿勢異常に気が付いていたか，痛みなどの自覚症状の有無。

(注1) 平成28年（2016年）4月より学校保健安全法の施行規則改正が行われ，運動器の検診が家庭と学校で開始された。運動器検診問診票には側弯をチェックする4項目がある（**表1**）。
(注2) 側弯症と関係するスポーツなどの生活環境因子として，クラッシックバレエ，新体操の報告がある[6]。

頚椎　胸椎　腰椎

表1　運動器検診問診票における側弯をチェックする4項目

1	まっすぐ立った姿勢から，膝を伸ばしたままで，両手を揃えて前屈みになったときに，背面の高さに左右差があり，肋骨隆起もしくは腰部隆起がみられますか	いいえ	はい
2	立った姿勢で後ろからみて，肩の高さに左右差がありますか	いいえ	はい
3	立った姿勢で後ろからみて，肩甲骨の高さや張り出しに左右差がありますか	いいえ	はい
4	立った姿勢で後ろからみて，ウエストラインに左右差がありますか	いいえ	はい

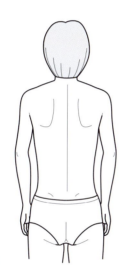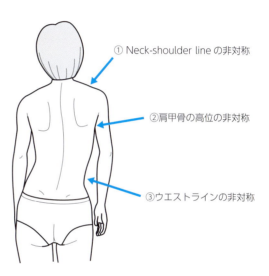

① Neck-shoulder line の非対称

②肩甲骨の高位の非対称

③ウエストラインの非対称

図4　背部からの視診

身体診察

基本情報として，身長（座高），体重，アームスパンを毎回計測し記録する。これらは成長期に増悪が危惧される側弯症の経過観察には必須の情報である。

・視診

脊柱の観察は基本的に衣服を脱がせて行うべきであるが，思春期の女子が多いことから配慮が必要である。

まず立位で背部からの視診を行う。側弯症の程度によるが，体幹は脊柱変形の影響を受けて外観上の変化（非対称）をきたす。

ポイントとしては，中枢から①neck-shoulder lineの非対称（どちらが高いかを記録），②肩甲骨の高位の非対称（後述の「触診」の項目参照），③ウエストラインの非対称（体幹のカーブと上腕で形成される三角に注目して左右どちらが大きいかを記録）をまず観察する（図4）。

回旋変形の影響は，④肋骨隆起・腰部隆起として観察できる。この観察には患者を立位のまま両手を合わせて背中を丸めながら前屈するAdams test（図5a）が適している。徐々に前屈させていくのと同時に水平に視線を落として，胸椎部，胸腰椎部，腰椎部の隆起を観察する（図5b）。上位胸椎部の肋骨隆起は頭側から観察したほうがよく

わかる（図5a）。

　隆起の程度によるが，水準器（hump meter）などを用いて背面の傾斜（angle of trunk rotation）の度数を計測し記録する（図6）。側弯の進行と隆起の程度は関連が深く，経過観察のうえで有益な情報となる。最近はスマートフォンに水準器アプリが備わっていることが多く，こちらも活用されたい。

　以上4つのポイントの所見をカルテに記録する。写真での記録には，保護者や看護師の立会いの下に行う配慮が必要である。

> **POINT**　神経線維腫症に特徴的なカフェオレ斑（図7a）の有無，骨形成不全症に特有な青色強膜（図7b）の有無なども同時にチェックしておく。
> また二分脊椎に特徴的な殿部の皮膚陥凹，有毛斑のチェックや，中枢神経疾患に伴う凹足などの足部変形の有無など，体幹・四肢の異常の有無もチェックする。

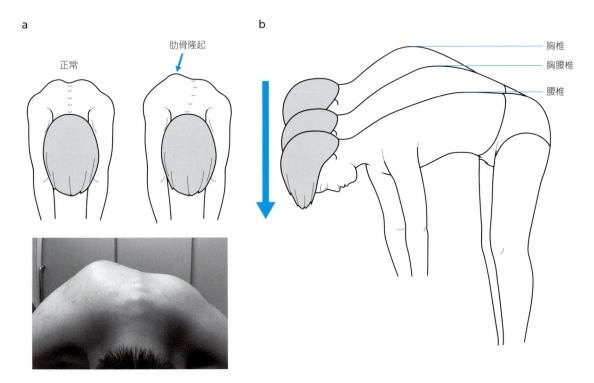

図5　前屈テスト（Adams test）
a：身体を丸めるように指示して前屈させる。下段は肋骨隆起の写真。
b：患者を前屈させるのと同時に，検者は水平に視線を落として，胸椎部，胸腰椎部，腰椎部での隆起を観察する。

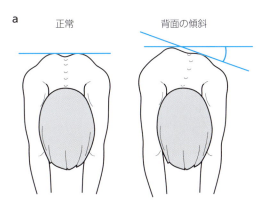
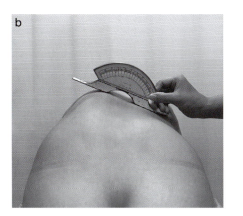

図6 背面の傾斜の計測
a：背面の傾斜
b：水準器を用いた計測

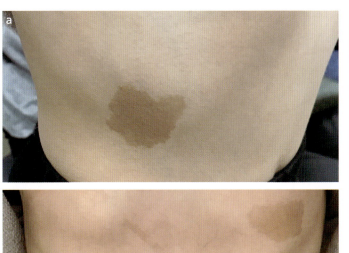
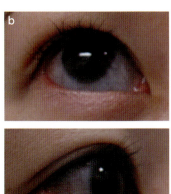

図7 カフェオレ斑と青色強膜
a：カフェオレ斑
b：青色強膜

・触診

前項②の「肩甲骨の高位の非対称」は，肩甲骨の下角を指で触診するとわかりやすい．何横指どちらが高いかを記録する．また，④「肋骨隆起・腰部隆起」も，保護者と一緒に棘突起を中心として左右差を確かめる．背面を触りながら，横に手を滑らすと左右の隆起の差がよくわかる．このときなぜ背面に隆起が起こるのか，すなわち側弯と同時に椎体が回旋する（ねじれる）ことにより隆起をきたすことを説明すると，患者・保護者の病態の理解につながる．

> **POINT** 関節弛緩性のチェック（Carterの5徴），サムサイン・リストサイン（＝くも指）のチェックを行う（図8）．これらはMarfan症候群などの間葉系の疾患の存在を除外するために行う．

・神経診察

一般的な神経診察である深部腱反射，病的反射や足間代の有無のチェックは両側とも必ず行う．下肢伸展挙上（straight leg raising；SLR）テスト，大腿神経伸展テスト（femoral nerve stretching test；FNST）や四肢の筋の徒手筋力テスト（manual muscle testing；MMT）を評価しておく．

> **POINT** 脊髄空洞症の鑑別として，下肢腱反射異常，腹壁（腹皮）反射の消失や減弱，髄節型痛覚解離の有無をチェックしておく．

画像検査

・単純X線

初診時には，脊柱全体の形態の把握のために全脊椎立位正面像・側面像を撮影する．正面像は両

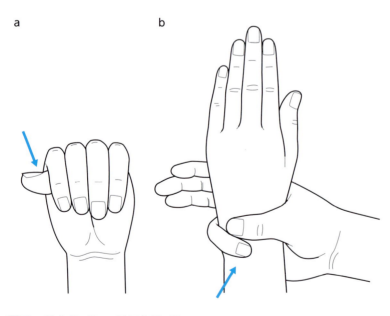

図8 サムサイン・リストサイン
a：母指を握りこんだ際に，小指で隠れず飛び出してみえる（Steinberg's sign）．
b：母指と小指で手関節を握ってみると，母指と小指がオーバーラップする（Walker's sign）．

上肢下垂で，乳腺への被ばくを考慮し，後ろ向き（PA像）で撮影する（後述のRisser signはAP像のほうが評価しやすい）。側面像は前方を注視させた状態で，指先を鎖骨上窩に置くclavicle position[7]（図9）が推奨される。

全脊椎が撮影されるので，頸椎から脊椎のナンバリング（腰椎の仙椎化の有無など）を行っておく。脊椎だけでなく頸肋の有無，肋骨が12本あるか，肋骨癒合がないか，骨盤傾斜（脚長不等）など他の部位の異常も合わせてチェックする。脊椎の先天的な形態異常（半椎，癒合椎，Klippel-Feil症候群など）の有無，腰椎分離症の有無，先天性腰椎すべり症など仙骨の形態異常の有無をチェックする。

単純X線像では，特発性側弯症に特徴的な胸椎右凸腰椎左凸のカーブパターンを認めることが多い。カーブパターンの分類には古典的にはKingら[8]（図10）の5つの分類が用いられるが，これは胸椎部のみの正面像でのカーブパターンの分類である。また近年話題となっている矢状面アライメントに関しての記述はない。

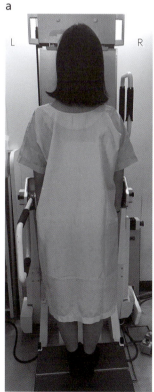 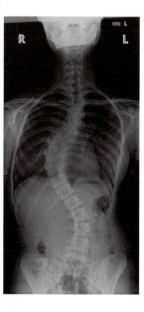 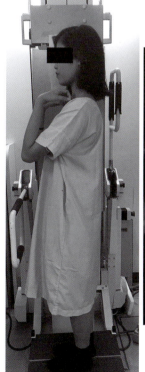 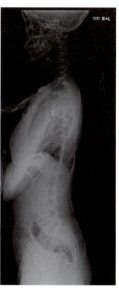

図9　単純X線撮影姿位のポイント
a：正面像は，乳腺への被ばくを考慮しPA像を撮影し，それを反転させる。
b：側面像は前方を注視させて，指先を鎖骨下に置く（clavicle position）。

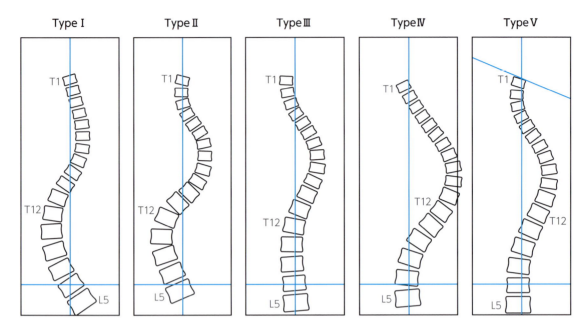

図10　King-Moe 分類
Type Ⅰ：ダブルカーブ。胸椎カーブと腰椎カーブが正中線を越えS字カーブをなすもので，立位で腰椎カーブがより大きい。
Type Ⅱ：偽ダブルカーブ。胸椎カーブと腰椎カーブが正中線を越えS字カーブをなすもので，胸椎カーブがより大きい。
Type Ⅲ：胸椎カーブ。胸椎カーブが主体で，腰椎カーブが正中線を越えない。
Type Ⅳ：ロング胸椎カーブ。第4腰椎(L4)が胸椎カーブに含まれ傾いている。
Type Ⅴ：ダブル胸椎カーブ。胸椎のダブルカーブで，第1胸椎(T1)が傾いている。

・CT

　先天性側弯症や，軽微な脊椎の異常を単純X線像で認めるが(図11a)，確定できない場合にCTを撮影する(図11b)。椎体癒合や半椎の局在を特定するには3D再構成が有用である。先天性側弯症の3D-CTに関してはKawakamiの分類が形態の分析評価に有用である[9]。

　術前に，スクリュー設置のために椎弓根および椎体の形態を精査したり，ナビゲーションシステムへの利用のためにCTを撮影することもある。ナビゲーションに使用する場合は仰臥位ではなく，できるだけ手術の体位に近づけるために腹臥位で撮影する(図11c)。撮影にあたっては，できるだけ被ばくを低減することを心がける。著者らの施設では約1/10に被ばくを低減して撮影している。

> **トピックス**
>
> 　術中にCTが撮影できるhybrid手術室が徐々に増えてきている(図11d)。CTのガントリーが動き，術中のCT撮影を可能としている。
> 　多数のスクリュー設置を必要とする側弯症手術において，スクリュー設置後・側弯矯正後のスクリュー位置の確認に非常に有用である。

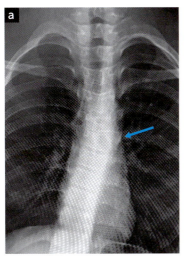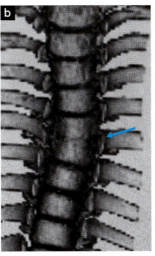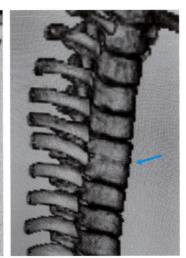
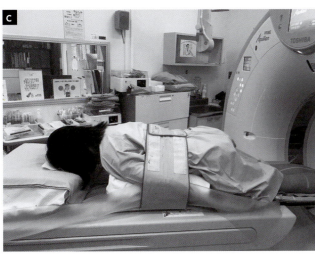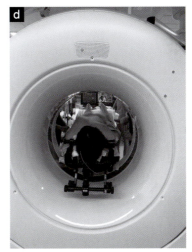

図11　CT撮影のポイントとhybrid手術室
a：X線像で椎間腔が狭く不明瞭な部位（矢印）。
b：3D-CTで椎体癒合が明らかとなる（矢印）。
c：できるだけ手術時の体位（腹臥位）に近づけて撮影する。
d：Hybrid手術室での撮影風景。

・MRI

　Long Cカーブや左胸椎カーブのような，特発性側弯症では典型的ではない側弯のカーブパターンを認め，診察所見からも脊髄空洞症やChiari奇形が疑われた場合はMRIの撮像が必要である。

　また術前には，必ず全脊椎のMRIを撮像して，脊柱管内の異常や脊髄の偏位を確認する（脊髄造影を行う施設もある）。

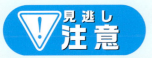 術前のMRIでは，脊髄係留症候群での脊髄終糸など手術の際に脊髄にストレスをかける構造物がないことを確認する。

> **これで確定診断！** 側弯症の画像診断は基本的に単純X線正面像で行う。カーブの頭・尾側で最も傾いている椎体（終椎 end vertebra）をみつけ，頭側は椎体の上縁，尾側は椎体の下縁に線を引き，各々の線分に垂直な線分がなす角（Cobb角，**図12b**）を計測する．正常脊柱では0°で（**図12a**），カーブが強くなるほど角度は大きくなる．10°以上の弯曲がみられた場合，脊柱側弯症と診断する．
> 治療戦略も，このCobb角が指標として重要である．

POINT　Cobb角の計測

① まずは脊柱全体を観察し，いくつのカーブが存在しているかを判断する．
② 一番大きいカーブに注目する．
③ そのカーブで，最も傾いている椎体（終椎）を頭側・尾側で決定する．
・終椎のみつけ方：椎間腔の形状に着目し，楔状から平行に変化する付近に終椎がある．わかりにくい場合は，カーブの変曲点付近の椎体の，頭側は上縁，尾側は下縁全部に線を引き，最も傾いている椎体を終椎とする（**図12b**）．
④ 2つ以上カーブがある場合，当然だが上位のカーブの尾側の終椎が下位のカーブの頭側の終椎である．すべてのカーブを計測する．
⑤ 椎体上下縁が明瞭に描出されていない場合は，椎弓根の頭側端同士・尾側端同士を結ぶ線で代用することもある．
⑥ 原則的には椎体上下縁に引いた線の垂線がなす角をCobb角と呼称している．
⑦ 幅の限られたフィルム上での計測には有用であったが，現在ではX線像もデジタルデータとしてモニターで観察する時代である．ほとんどの電子カルテ上で，2線分間の角度を自動的に計測してくれるソフトがあるので活用されたい．

鑑別診断のまとめ

特発性側弯症は除外診断であるので，前項に挙げたさまざまな側弯症の原因疾患がないことを鑑別しなければならない（p.78～80，point参照）．

しかし他の疾患の存在を疑わせる明らかな所見がない場合，とりあえず特発性側弯症に分類されることが多い．

Marfan症候群などの間葉系疾患が疑われる場合は，小児循環器科もしくは循環器科に相談し，心臓エコーで弁膜症の有無を確認する．改訂Ghent基準[10]に照らし，Marfan症候群の診断を下す．

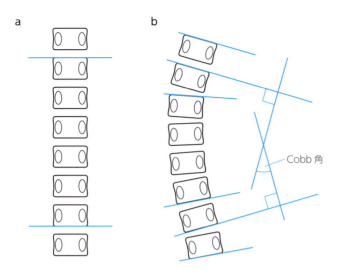

図12　Cobb角の計測
a：側弯がないと，Cobb角は0°となる。
b：Cobb角は原則的には補角の計測である。これは幅の限られたフィルムベースでの計測には有用であった。電子カルテ上では計測ソフトを用いて計測するのが簡便である。

治療

STEP 1　治療戦略

　特発性側弯症の治療戦略は，成長の程度（成熟しているかどうか）とCobb角で決定される。例えばCobb角が同じ20°であっても，年齢がこれから成長する11歳とほぼ成長の終了した16歳では治療方針は大きく異なってくる。

　骨成熟は，全脊椎単純X線正面像で観察しやすいことから，腸骨稜の骨端核の骨化の進行で分類するRisser sign[11]が用いられることが多い。

　側弯症は，成長期に進行する可能性が大きいことが知られている。日本人女児の最も成長する時期（peak height velocity；PHV）は12歳前後といわれている。この時期の患者の側弯症の進行に特に注意が払われるべきである。

　進行が危惧される時期の治療方針は以下の通りである。

- Cobb角10〜25°：半年に1回の経過観察。
- Cobb角25〜40°：装具療法を提案。
- Cobb角40°以上：手術療法を考慮。
- Cobb角50°以上：手術療法を計画。

STEP 2　保存療法

　側弯症治療の保存療法として，体操，牽引，マッサージ，整体などが行われてきたが，現在唯一エビデンスのある保存療法とされているのは装具療法である。装具療法と他との違いは，理論に裏打ちされた矯正力を効率的かつ一定の時間持続的に変形した脊柱に加えることができる点である。

　装具療法には長い歴史があるが，紆余曲折の末に現在頻用されているのはunder arm braceとも

いわれる胸腰仙椎装具(thoraco-lumbo-sacral orthosis：TLSO)である。さまざまな種類のTLSO(図13a)が用いられているが，その矯正理論は3点支持と回旋の矯正(図13b, c)がベースとなっている[12]。ただしTLSOにも限界があり，カーブの頂点(頂椎)が第7胸椎(T7)よりも中枢にある上位胸椎の側弯には，矯正力を効かせることが難しい。このような場合には現在でもMilwaukee brace(図14)を処方することもある[13]。

近年著者らは，瀬本喜啓医師と永野 徹義肢装具士が中心となって2008年に開発された，Semoto-Nagano式(SN式)夜間装具を使用している(図15)。代表的な夜間装具であるCharleston bending braceでは主カーブ矯正のため極端に側方への屈曲を行うため，体幹は大きくバランスを崩した状態となり，就寝時に患者に苦痛をもたらすこともある。

SN式夜間装具では，体幹はバランスを保った状態で強力な矯正を行えるよう開発されている。開発当初は，大阪医大式装具装着患者の装具脱へ向けたウィーニング，手術症例のタイムセービング目的で作製されたが，その仰臥位での初期矯正力は非常に大きく，夜間帯のみの使用というデメリットはあるが十分に側弯進行抑制が期待できることから，徐々に成熟以前の側弯症患者の初回装具としても使用している[12]。

・患者との関係の築き方

装具療法をいかに成功(装具処方時のCobb角から5°以内に側弯の進行を抑える)に導くには，やはり医師と患者(保護者)との信頼関係が重要である。

装具療法を始めるにあたって，装具療法に過度な期待をもっている場合には，装具療法の主目的は側弯の進行の抑制であって，装着により側弯症

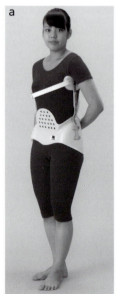
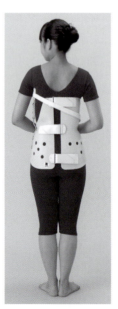
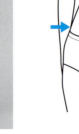
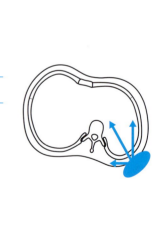

(永野義肢より提供)

図13 胸腰仙椎装具（TLSO）と矯正の理論

a：胸腰仙椎装具(TLSO)の1例。大阪医大式装具(OMC brace)。
b：矯正の理論[3点支持(矢印)による矯正]。胸椎カーブは，頂椎レベル(−)から2椎ほど遠位レベル(−)の後側方で肋骨を介しての圧迫となる。腰椎カーブでは，肋骨を介さないので頂椎レベルの後側方の圧迫となる。
c：矯正の理論(椎体回旋の矯正)。Humpを後側方から押すことにより回旋を矯正する。

頚椎　胸椎　腰椎

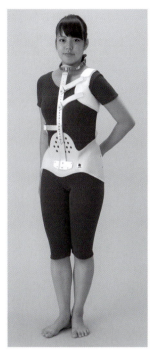
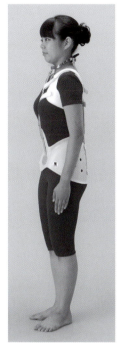
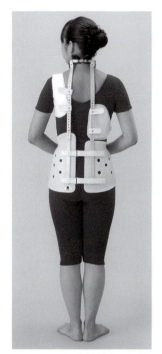

（永野義肢より提供）

図14　Milwaukee brace

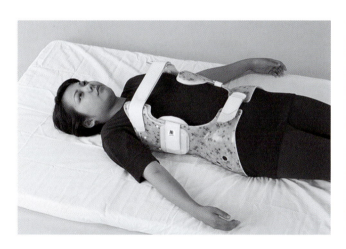
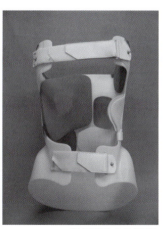

（永野義肢より提供）

図15　Semoto-Nagano式（SN式）夜間装具

が劇的に改善しないことをあらかじめしっかりと伝えておく必要がある。また装具療法に対する不安が大きい場合には，装具療法は出口のないトンネルではないこと，おおよそ装具脱となる条件（**表2**）があることを伝えることも，不安の解消や装具療法のモチベーション維持に非常に重要である。

また装具療法は，完成後に定期的フォローの時期が徐々に間遠くなってくる。毎回ほんの2～3分でもいいので時間を割いて，患者の置かれている状況（クラブ活動，試合の時期，受験など）をきちんと聴取してカルテに記載しておく。そうすることにより，次回の受診時にいきなり治療の話をせずに患者自身の状況について話を聞くことができる。患者も家族も側弯症治療には多かれ少なかれ不安とストレスを感じている。側弯症治療にかかわる医師，看護師，義肢装具士で構成されるチームは，明るく温かい雰囲気をもって患者・保護者に接するべきである。患者や家族が外来で笑顔をみせてくれれば，医療チームとの信頼関係はうまく成立していると考えている。

また装具の装着状況は医師が必ずチェックする。長時間装着している装具は一見してわかるものである。圧迫部には，皮膚発赤，色素沈着，褥瘡（**図16a, b**），炎症性肉芽（**図16c**）などが生じることもある。超音波検査により肋骨上に炎症性肉芽が観察できる（**図16d, e**）。この肉芽は2週間ほどの装具脱により縮小することが多い。

側弯症の装具療法は外来での治療である。少なくとも，X線だけをみて，Cobb角の結果だけを告げる冷たい外来になってはいけないと考える[14]。

保存療法→手術療法のターニングポイント

　施設によって基準は異なるが，胸椎カーブではCobb角40～50°以上，腰椎カーブでは40°以上で手術療法を考慮する。

　就学している思春期の患者にも社会的な状況は存在する。クラブ活動の総括である試合や演奏会などのコンペティション，定期試験や入学試験，留学などさまざまな理由で手術時期を決定できなくなることがある。また家族のうち1人が手術に強硬に反対して，手術に踏み切れない場合もある。

　いずれも忙しい外来ではゆっくりと話を聞く時間は確保しがたい。著者らは外来日以外に手術説明をする日を設けて，手術適応のある患者および家族への簡単な手術説明を行っている。その場で手術にかかわる問題点を聞き取り，解決策を一緒に検討する。セカンドオピニオンを勧めることも重要である。側弯症治療を行っている施設は，日本側弯症学会ホームページ [http://www.sokuwan.jp] で検索できる。また同ホームページでは，「側弯症TOWN」という患者・家族への情報公開を行っており，基本的な知識の解説を通じて病態や治療への理解を深める試みがなされている。

表2 装具脱の条件

- 年間1cm以上身長の延びがないこと
- Risser signがⅣ以上であること
- 初潮または声変わりから2～3年以上経過していること
- 性成熟が十分であること
- 前回と比べて弯曲が5°以上進行しないこと

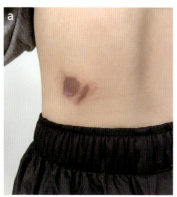
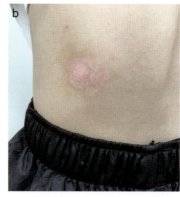
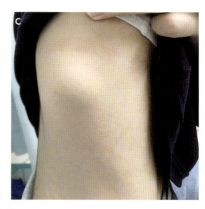
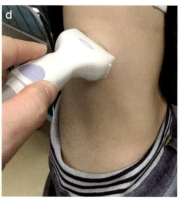
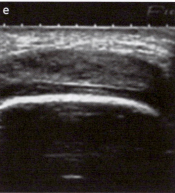

図16 装具装着による皮膚障害

a：装具圧迫部の褥瘡
b：2週間の装具脱で上皮化
c：装具圧迫部の肋骨上に生じた炎症性肉芽。
d, e：超音波検査により肋骨上に炎症性肉芽が観察できる。

STEP 3 手術療法

　手術療法の目的は，①進行傾向のある場合はその側弯進行の抑制，②カーブの矯正による体幹バランスの改善やhumpの軽減などの整容面，③胸郭の変形も側弯症手術である程度改善が見込まれるため，術後呼吸機能・心機能への好影響への期待，である。

　固定範囲の決定には，Lenkeによる分類[15]（図17）が有用である。

　側弯症の手術の歴史は，instrumentationの進歩の歴史でもある。その嚆矢は1962年に報告されたHarrington rodである[16]（図18a）。Harrington rodは頭・尾側の2つのフックと1本のロッドで構成され，主としてdistraction forceを加え，側弯の凹側を伸長させて矯正する方法であった。

　1984年にCotrel-Dubousset(CD)instrumentationが報告された[17]（図18b）。これは多数のフックと2本のロッドで構成され，Harringtonに準じた矯正方法に加えて，側弯のカーブに合わせた2本のロッドをderotationすることにより，側弯（冠状面）カーブを後弯（矢状面）カーブに変換させる新たな矯正方法を提唱した。

　1990年代に椎弓根スクリューが現れ，胸椎にも椎弓根スクリューを使用するようになり[18]，矯正固定力が飛躍的に向上した。

　現在側弯症の手術療法は，一般的に椎弓根スクリューに適宜フックを設置し，椎間関節の骨切りを必要に応じて行い，ロッドを設置し，さまざまな矯正操作をかけることで行われている（図19）。施設によって使用するinstrumentation，矯正方法に違いがある。詳しくは成書[19,20]を参照されたい。

　以上，思春期特発性脊柱側弯症についての基本的知識，診察の方法，治療方針，患者との関係の築き方を述べた。繰り返しになるが，他の脊柱疾患との違いは患者が小児期〜思春期の学童であることである。脊柱側弯症の保存療法，手術療法はともに患者・保護者にとって生活のうえで大きな割合を占め，精神的負担も大きい。多感な時期の治療を成功させるためには，治療チームとのコミュニケーションが重要であることを改めて強調しておきたい。

（藤原憲太，根尾昌志）

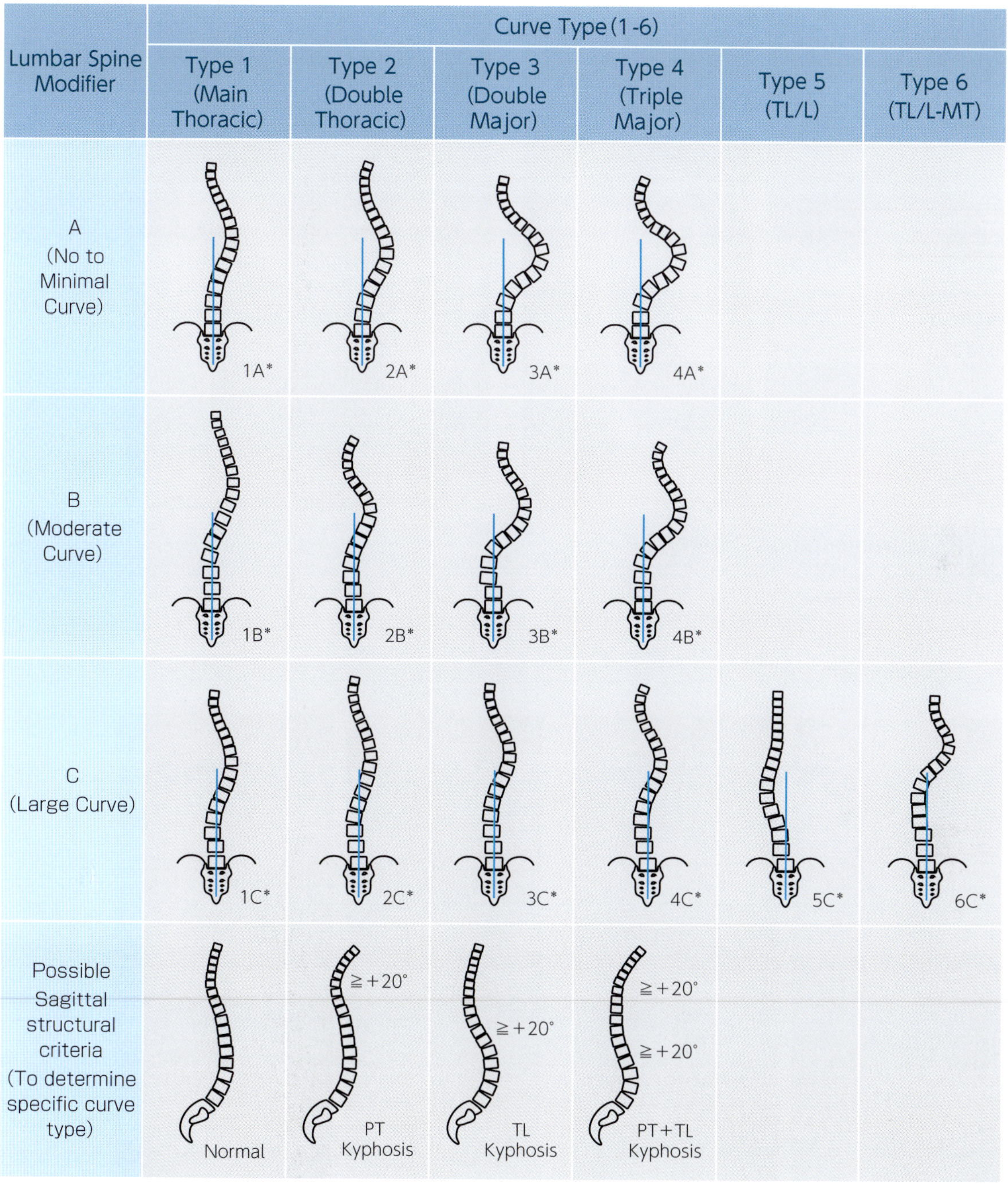

Lumbar Spine Modifier	Curve Type (1-6)					
	Type 1 (Main Thoracic)	Type 2 (Double Thoracic)	Type 3 (Double Major)	Type 4 (Triple Major)	Type 5 (TL/L)	Type 6 (TL/L-MT)
A (No to Minimal Curve)	1A*	2A*	3A*	4A*		
B (Moderate Curve)	1B*	2B*	3B*	4B*		
C (Large Curve)	1C*	2C*	3C*	4C*	5C*	6C*
Possible Sagittal structural criteria (To determine specific curve type)	Normal	≧+20° PT Kyphosis	≧+20° TL Kyphosis	≧+20° / ≧+20° PT+TL Kyphosis		

*T5-12 sagittal alignment modifier：−, N, or +
−：＜10°　N：10〜40°　+：＞40°

(文献15より)

図17 Lenke分類

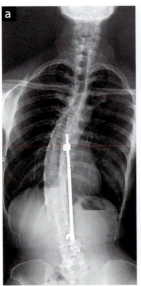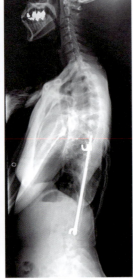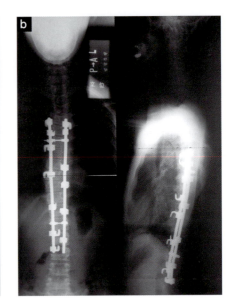

図18 Instrumentation の進歩の歴史
a：Harrington rod
b：CD instrumentation

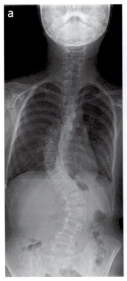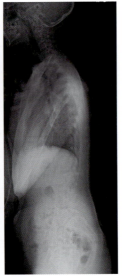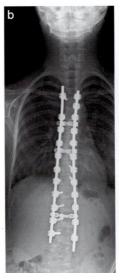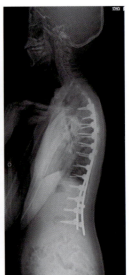

図19 現在の instrumentation
11歳，女性。T4-L3後方矯正固定術。
a：術前 Cobb角：T7-T12：63°，T12-L4：59°
b：術後 Cobb角：T7-T12：26°，T12-L4：29°

文献

1) Machida M, Dubousset J, Imamura Y, et al. Role of melatonin deficiency in the development of scoliosis in pinealectomized chickens. J Bone Joint Surg Br 1995；77：134-8.
2) Poon AM, Cheung KM, Lu DS, et al. Changes in melatonin receptors in relation to the development of scoliosis in pinealectomized chickens. Spine (Phila Pa 1976) 2005；30：2244-51.
3) Wynne-Davies R. Familial (idiopathic) scoliosis. A family survey. J Bone Joint Surg Br 1968；50：24-30.
4) Ogura Y, Kou I, Miura S, et al. A Functional SNP in BNC2 Is Associated with Adolescent Idiopathic Scoliosis. Am J Hum Genet 2015；97：337-42.
5) Nakazawa T, Takaso M, Imura T, et al. School screening for idiopathic scoliosis in Tokyo-Results in 2007. J Spine Res 2010；1：1947-51.
6) Watanabe K, Michikawa T, Yonezawa I, et al. Physical Activities and Lifestyle Factors Related to Adolescent Idiopathic Scoliosis. J Bone Joint Surg Am 2017；99：284-94.
7) Horton WC, Brown CW, Bridwell KH, et al. Is there an optimal patient stance for obtaining a lateral radiograph？ A critical comparison of three techniques. Spine (Phila Pa 1976) 2005；15；30；427-33.
8) King HA, Moe JH, Bradford DS, et al. The selection of fusion levels in thoracic idiopathic scoliosis. J Bone Joint Surg Am 1983；65：1302-13.
9) Kawakami N, Tsuji T, Imagama S, et al. Classification of congenital scoliosis and kyphosis：a new approach to the three-dimensional classification for progressive vertebral anomalies requiring operative treatment. Spine (Phila Pa 1976) 2009；34：1756-65.
10) Loeys BL, Dietz HC, Braverman AC, et al. The revised Ghent nosology for the Marfan syndrome. J Med Genet 2010；47：476-85.
11) Risser JC. The iliac apophysis：an invaluable sign in the management of scoliosis. Clin Orthop 1958；11：111-9.
12) 藤原憲太. 脊柱側弯症の装具治療. 日義肢装具会誌 2018；34：208-15.
13) Blount WP, Schmidt AC. Making the Milwaukee Brace. J Bone Joint Surg Am 1958；40：526-9.
14) 川上紀明. 脊柱側弯症, 頚椎・腰椎疾患に対する装具治療. MED REHABIL 2015；179：7-15.
15) Lenke LG, Betz RR, Harms J, et al. Adolescent idiopathic scoliosis：a new classification to determine extent of spinal arthrodesis. J Bone Joint Surg Am 2001；83：1169-81.
16) Harrington PR. Treatment of scoliosis correction and internal fixation by spine instrumentation. J Bone Joint Surg Am 1962；44：591-610.
17) Cotrel Y, Dubousset J. Nouvelle Technique d'ostèosynthese rachidienne segmentaire par voie postèrieure. Rev Chir Orthop 1984；70：489-94.
18) Suk SI, Lee CK, Min HJ, et al. Comparison of Cotrel-Dubousset pedicle screws and hooks in the treatment of idiopathic scoliosis. Int Orthop 1994；18：341-6.
19) 日本側彎症学会, 川上紀明, 宇野耕吉編. 側弯症治療の最前線 基礎編. 大阪：医薬ジャーナル社；2013.
20) 日本側彎症学会, 川上紀明, 宇野耕吉編. 側弯症治療の最前線 手術編. 大阪：医薬ジャーナル社；2014.

Ⅲ 疾患別治療法

脊椎（全体）
胸椎の外傷

　胸椎は胸郭の存在により，頸椎や腰椎と比較して，前後屈可動域が小さいという解剖学的特徴を有する。また，生理的後弯を有し，椎間関節が冠状面構造をもつ。従って，頸椎や腰椎よりも安定性は高いといえる。これらの解剖学的特徴から，胸腰椎移行部を除いて，胸椎は外力による影響を受けにくい。しかしながら，高所からの転落や，自動車事故におけるシートベルト損傷などの高エネルギー外傷では，胸椎に強い力が加わることによって，骨折・脱臼などの損傷をきたす。また，脊柱管に影響が及んだ場合，T1からT10までの脊柱管容積が，頸椎や腰椎と比較して狭いことから，脊髄損傷の頻度が高くなる。

　本項では胸椎椎体骨折の診断と治療について述べる。

胸椎椎体骨折
thoracic vertebral fracture

Profile　胸椎の外傷では，前述した胸椎の解剖学的特徴により，受傷機転として軸圧損傷と屈曲損傷が多くみられ，回旋・伸展損傷は少ない。また，脊柱管への骨片の突出や脱臼により脊髄麻痺をきたすことがある。これらを念頭に置き，神経学的所見と画像所見とを正確にとらえることが肝要である。

診　断

理学所見

　胸椎椎体骨折では，痛みのために脊柱の不撓性がみられることが多く，ストレッチャーによる搬送がほとんどである。最初に問診で受傷状況を聞き，受傷機転を割り出す。全身状態のチェック後，脊柱を視診し，変形や開放創の有無を調べる。棘突起の叩打痛や圧痛を確認する。この際，胸椎のみならず，頸椎から腰椎までの全脊柱の異常がないかどうかを調べることが肝要である。神経学的所見として，深部腱反射，病的反射，感覚障害や筋力低下の有無とその程度を調べ，もし，神経学的異常所見が認められた場合にはその責任高位を確定する。前述した棘突起叩打痛や圧痛のあった場所，また，神経学的異常所見が認められた場合には，それらが確定された高位を中心に画像検査を行う。胸椎骨折が認められた場合には，多発性脊椎損傷の可能性を念頭に置き，全脊柱の画像検索を進めることが重要である[1]。

画像検査

Denisの提唱したthree column theory（図1）[2]は，受傷椎骨における骨折の部位を特定するのに有用である．それを基に検討を加えたAO分類では，胸腰椎椎体損傷の形態を次のように分類している[3]．画像検査にあたっては，単純X線像，CT，およびMRIを駆使して，当該骨折がどの分類に当てはまるかを確定することが重要である．最初に単純X線撮影を行うが，その読影にあたっては，局所のみを観察するだけではなく，最初にA：alignment（配列），B：bone（骨），C：cartilage（軟骨），およびS：soft tissue（軟部組織）の順に注意深く読影することが肝要である[4]．そこで得られた所見を基に，CT，MRIへと検査を進めていく．

・A型損傷

軸圧によって前方要素のみが損傷されたもの．後方支持要素は保たれている．さらに骨折形態によって以下の4つのサブタイプに分類される（図2）．

A1型：楔状あるいは圧挫型骨折．椎体後壁損傷なし．
A2型：亀裂型あるいは剪断型骨折．椎体後壁損傷なし．
A3型：不全破裂骨折．椎体後壁損傷あり．
A4型：完全破裂骨折．椎体後壁損傷あり．

・B型損傷

後方支持要素が損傷されたもの．後弯ストレスに対する抵抗作用を担っている椎間関節や後方靱帯組織の損傷で，tension band損傷，あるいは後方靱帯複合体（posterior ligamentous complex；PLC）損傷とよばれる．しばしばA型損傷との併

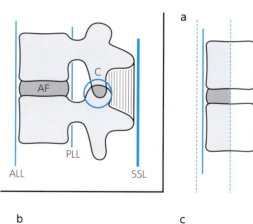
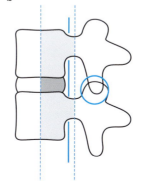
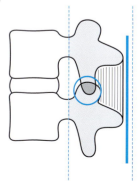

図1　Denis の three column theory
a：Anterior column
b：Middle column
c：Posterior column

C：Capsule（関節包）
AF：Annulus fibrosus（線維輪）
SSL：Supraspinous ligament（棘上靱帯）
PLL：Posterior longitudinal ligament（後縦靱帯）
ALL：Anterior longitudinal ligament（前縦靱帯）

（文献2より）

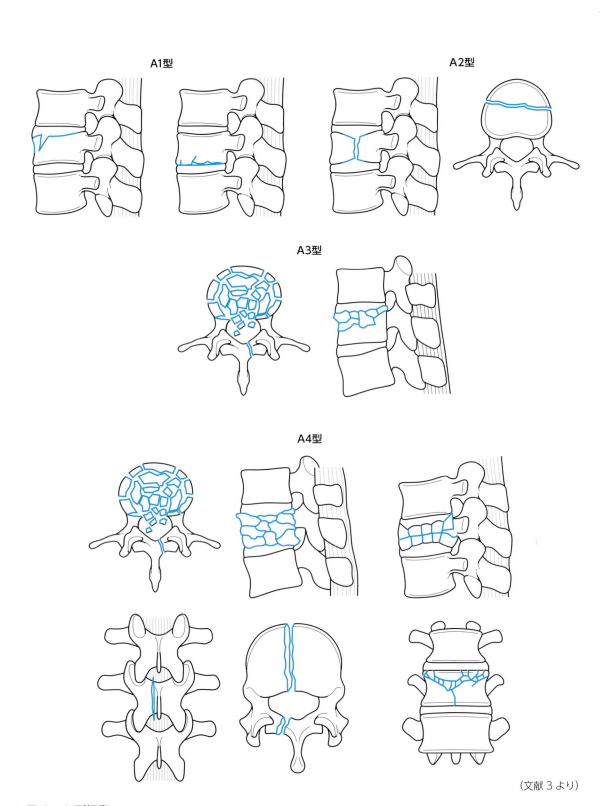

図2 A型損傷
A1型：楔状あるいは圧挫型骨折。椎体後壁損傷なし。
A2型：亀裂型あるいは剪断型骨折。椎体後壁損傷なし。
A3型：不全破裂骨折。椎体後壁損傷あり。
A4型：完全破裂骨折。椎体後壁損傷あり。

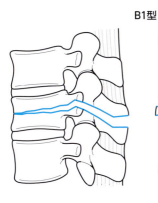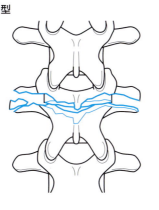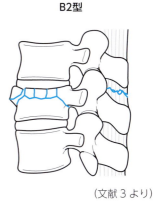

(文献3より)

図3 B型損傷
B1型：椎体，椎弓根，棘突起に至る穿通骨折。いわゆるchance骨折。
B2型：椎体，椎弓根，棘間・棘上靱帯に至る穿通骨折。後方骨性組織の骨折を伴う場合と伴わない場合がある。

発がみられる。これらはさらに2つのサブタイプに分類される（図3）。

B1型：椎体，椎弓根，棘突起に至る穿通骨折。いわゆるchance骨折。

B2型：椎体，椎弓根，棘間・棘上靱帯に至る穿通骨折。後方骨性組織の骨折を伴う場合と伴わない場合がある。

・**C型損傷**

すべての断面（矢状面，冠状面，および横断面）で転位が起こっているもの。脱臼骨折。脊柱尾側よりも頭側での転位が起こりやすい。これらはさらに3つのサブタイプに分類される（図4）。

C1型：過伸展ストレスによる前方要素（椎体あるいは椎間板）の損傷。

C2型：脊柱が全周性に分断され，頭側脊柱と尾側脊柱が骨折部を境に転位をきたしているもの。

C3型：損傷高位で頭側脊柱と尾側脊柱が骨折部で完全に分断されているもの。

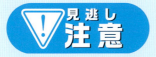

最も見逃しやすいピットフォールとして，後方支持組織が破綻した，B1型のいわゆるchance骨折や，B2型が挙げられる。すなわち，前方の椎体骨折のみに目を奪われ，後方組織の破綻による不安定性に気付かない場合である。単純X線像をみる場合には，局所のみを観察するだけではなく，脊柱配列に異常がないかを確認し，次にCTやMRIで後方組織の損傷がないかどうかを注意深く観察することが肝要である。また，A型における椎体の後壁損傷の有無についても見逃しやすい。CT矢状断像あるいは横断像を注意深く観察し，その有無について判別することが肝要である。胸椎椎体骨折が認められた場合，胸椎ばかりにとらわれるのではなく，多発性脊椎損傷の有無を念頭に置き，頚椎や腰椎についても検索を進めることが重要である。

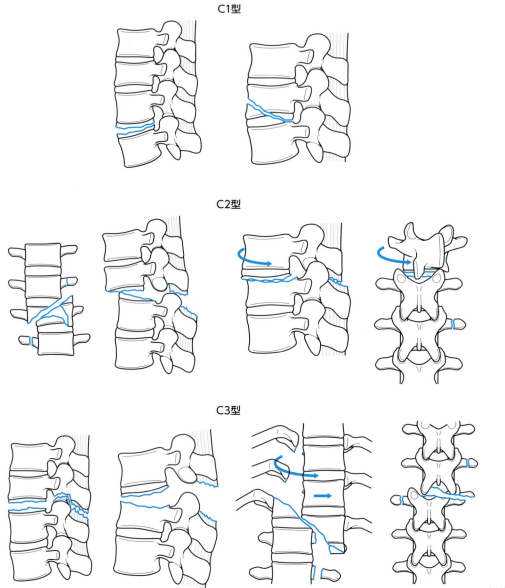

図4 C型損傷
C1型：過伸展ストレスによる前方要素（椎体あるいは椎間板）の損傷．
C2型：脊柱が全周性に分断され，頭側脊柱と尾側脊柱が骨折部を境に転位をきたしているもの．
C3型：損傷高位で頭側脊柱と尾側脊柱が骨折部で完全に分断されているもの．

（文献3より）

> 理学所見で神経学的異常所見の有無と，その高位を確認後，注意深い画像所見の読影を行うことで，診断は確定する。前述したように，後方支持組織損傷の有無と椎体後壁損傷の有無については特に注意深く読影を行う。

鑑別診断

罹患椎体の既存腫瘍性病変有無の鑑別が，治療方針を決めるうえで重要である。

・原発性脊椎腫瘍

原発性脊椎腫瘍のなかで特に注意を要するのは，海綿状血管腫の存在である。CTでpolka dot signが認められれば，それと診断される（図5）。

・転移性脊椎腫瘍

椎体から椎弓根，後方組織に広がる腫瘍性病変の有無をMRIで確認することで鑑別可能である（図6）。しかしながら，初期の病変では鑑別困難なことがあるので，椎体骨折治療にあたっては注意深い経過観察と経時的な画像検査が必要である。

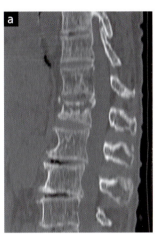 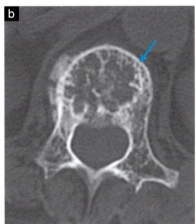 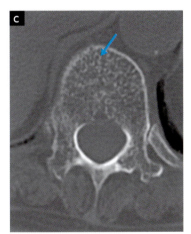

図5 海綿状血管腫
一見するとL1の骨粗鬆症性骨折と思われるが，横断像でL1椎体内の骨透亮像周辺（矢印）とT12椎体内に斑状の骨梁像，いわゆるpolka dot sign（矢印）が認められることから，海綿状血管腫による骨脆弱性に起因する病的骨折であることがわかる。
a：L1椎体矢状断像
b：L1椎体横断像
c：T12椎体横断像

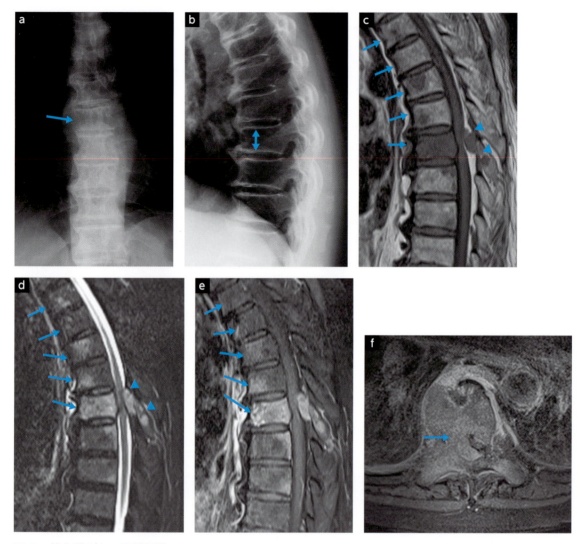

図6 前立腺がんの胸椎転移

単純X線前後像でT7右椎弓根陰影の消失（a矢印）と，側面像でT7前方椎体高の短縮（b矢印）が認められる。単純X線像における，こうした椎弓根陰影の消失，いわゆるpedicle signあるいはowl wink signは転移性脊椎腫瘍の特徴的画像所見であることから，腰背部痛を呈し，X線像上椎体圧潰が認められた患者を診察する場合には，これを見逃さないことが重要である。MRI T1強調像およびSTIR像で，T3-7椎体内に腫瘍性病変が認められ（c, d, e矢印），T7では椎体内から棘突起に腫瘍性病変が及んでいるのがわかる（c, d矢頭）。造影MRI横断像では，椎体から右椎弓根，椎弓，棘突起に及ぶ異常造影効果が認められ，単純X線像で観察された右椎弓根陰影消失が，腫瘍性病変による右椎弓根の破壊によるものであることがわかる（f矢印）。

a：単純X線前後像
b：単純X線側面像
c：MRI T1強調矢状断像
d：MRI STIR矢状断像
e：造影MRI矢状断像
f：造影MRI横断像

治療

STEP 1 治療戦略

A型損傷のうち，A1・A2型損傷は後壁骨折を有していないことから，保存療法が選択される．A3・A4型骨折のなかで，骨片が脊柱管内へ突出していても脊髄麻痺がみられないものに対しては保存療法を行い，脊髄麻痺をきたしているものに対しては手術を行う．一方，びまん性特発性骨増殖症（diffuse idiopathic skeletal hyperostosis；DISH）を合併するすべてのA型損傷では，保存療法によって骨癒合が期待できないため手術が選択される．B型とC型損傷に対しては，後方支持組織が破綻し不安定性を有するため，手術を行う．

STEP 2 保存療法

A1型，A2型と脊髄麻痺を呈していないA3型，A4型に対して行う．装具療法として，罹患椎体よりも3椎体頭側高位までカバーする硬性コルセットを装着する．コルセット装着後は，起立・歩行訓練を開始し，積極的に離床を進める．装着期間は骨癒合まで（おおむね3～5カ月間）とする．T1-7高位の骨折に対しては，硬性コルセットの頭側カバーが不十分になるため，装着せずに経過をみる．これら上位胸椎椎体骨折では，外固定なしでも肋骨の椎骨支持作用により問題なく骨癒合が得られることが多い．

STEP 3 手術療法

DISHのみられるすべてのA型，脊髄麻痺を呈しているA3型，A4型と，すべてのB型，およびC型に対して手術療法が適応となる．

・前方固定術

B型あるいは脊髄麻痺をきたしているA3型とA4型に対して適応となる．胸膜外到達法と経胸膜到達法とがある．T10-12胸椎高位では，比較的容易に胸膜外到達法が可能であるが，それよりも頭側では胸膜を椎体から剥離する操作が煩雑となるため，経胸膜到達法のほうが容易である．前方用デュアルロッドシステムのよい適応である（**図7**）．

・後方固定術

B型，C型，およびDISHのみられるA型に対して適応となる．椎弓根スクリューにより，骨折罹患椎体をはさんで頭側2椎体・尾側2椎体以上の固定が必要である．スクリューのバックアウト防止のため，最頭側固定椎体の隣接椎骨に横突起フックをかけることもある（**図8, 9**）．

・前後方固定術

C3型のなかで，後方あるいは前方のどちらか一方の固定では十分な固定性が得られない症例に適応となる．手術術式に関しては，前述した前方あるいは後方固定術に準ずる．最初に後方から椎弓根スクリューを用いた整復・固定を行う．この場合も，骨折罹患椎体をはさんで，頭側2椎体・尾側2椎体以上の固定が必要である．

次に，胸膜外あるいは経胸膜到達法にて，前方支柱の再建を行う．アプローチの際に得られた切除肋骨と腸骨からの移植骨を充填したケージを，椎体間に設置する．ケージの両サイドに縦方向に肋骨を設置してもよい．

（岩渕真澄）

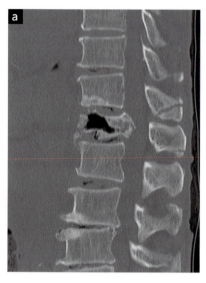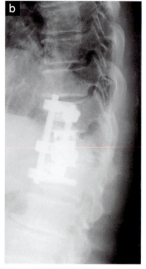

図7　T12椎体B2型損傷

76歳，男性。神経学的異常所見なし。受傷機転：3mの高所からの落下。
a：CT矢状断像。T12椎体B2型損傷遷延癒合。T12椎体からT11棘突起に至る剪断骨折が認められる。椎体内は骨透亮像が認められ，椎体後方骨片が脊柱管内へ突出している。
b：術後X線側面像。左胸膜外進入で，デュアルロッドシステムを用いたT11-L1前方固定術を行った。

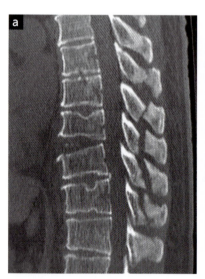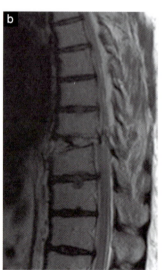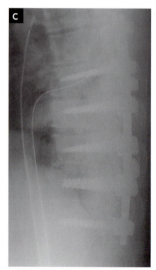

図8　T8/9椎間C2型損傷

55歳，男性。完全対麻痺。受傷機転：5mの高所からの落下。
a：X線CT矢状断像。T8/9椎間高位で椎間の前方開大と，T8椎体の後方脱臼およびT6-10棘突起骨折が認められる。Anterior columnからmiddle column, posterior columnに至る脱臼骨折である。
b：MRI T2強調矢状断像。T8/9脱臼椎間高位での脊髄の圧迫が認められる。
c：術直後単純X線側面像。後方から脱臼を整復し，T6-10椎体の椎弓根スクリューおよびT5横突起フックと，ロッドによる固定を行った。

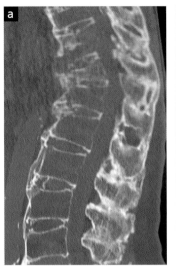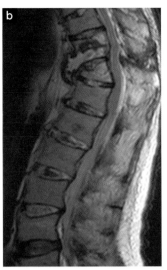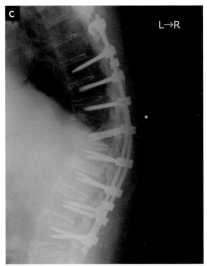

図9 DISH 合併 T10/11 椎体骨折 B2 型損傷

75歳，男性。完全対麻痺。受傷機転：平地での転倒。
a：CT矢状断像。胸腰椎全体に前縦靱帯，黄色靱帯，および棘間・棘上靱帯の骨化がみられ，T10/11椎体に椎体骨折が認められる。
b：MRI T2強調矢状断像。骨折椎体高位で後弯変形による脊髄の圧迫が認められる。
c：術後単純X線側面像。T8-L3椎弓根スクリューおよびT7横突起フックと，ロッドで固定を行った。

文献

1) 岩渕真澄，菊地臣一，渡辺栄一，ほか．多発性脊椎損傷の検討．日パラプレジア医会誌 1996；9：126-7．
2) Denis F. The three column spine and its significance in the classification of acute thoracolumbar spinal injuries. Spine (Phila Pa 1976) 1983；8：817-31．
3) Reinhold M, Audigé L, Schnake KJ, et al. AO spine injury classification system：a revision proposal for the thoracic and lumbar spine. Eur Spine J 2013；22：2184-201．
4) 菊地臣一．Ⅶ 画像による病態診断．3 単純X線の位置付け．腰痛．第2版．東京：医学書院；2014．p237．

III 疾患別治療法

脊椎（全体）
後縦靱帯骨化症，黄色靱帯骨化症

　脊柱の靱帯は脊柱の過度な動きを制限し，その安定化に寄与しているが，後縦靱帯や黄色靱帯に骨化が生じると脊髄などの神経が圧迫され，四肢のしびれや筋力低下，歩行障害などの神経症状が生じうる．保存療法が無効な場合には，神経の圧迫を解除する手術が必要になる．
　ここでは，後縦靱帯骨化症（ossification of posterior longitudinal ligament；OPLL）・黄色靱帯骨化症（ossification of ligamentum flavum；OLF）の診断・治療について概説する．

後縦靱帯骨化症・黄色靱帯骨化症
ossification of posterior longitudinal ligament (OPLL)・
ossification of ligamentum flavum (OLF)

Profile
　後縦靱帯骨化症・黄色靱帯骨化症は，後縦靱帯や黄色靱帯が骨化して神経症状を呈するものである．靱帯骨化があっても，必ずしも神経症状を呈するとは限らない．脊柱靱帯の骨化の機序に関しては，糖代謝異常，遺伝的背景，力学的負荷などのさまざまな病因が報告されているが，現在のところ十分に解明されていない．後縦靱帯骨化症は頸椎に多く，また黄色靱帯骨化症は胸椎に出現頻度が高い．骨化の自然経過としては徐々に増大することが多い．

　靱帯骨化症の診断は臨床症状としての神経症状と，それを裏打ちする画像所見における骨化の存在，ならびに神経学的所見を総合的に加味して行う必要がある．画像所見での骨化のみでは靱帯骨化症とは診断できない．

理学所見

　靱帯骨化は頸椎や胸椎に起こりやすいことより，靱帯骨化によって脊髄が圧迫されることが多い．脊髄の圧迫により認める理学所見としては，腱反射亢進や足間代陽性など，上位ニューロン障害の理学所見を呈することが多い．

画像検査

・単純X線

靱帯骨化の画像検査としてまず行われるものとして単純X線検査がある（**図1, 2**）。後縦靱帯骨化の画像分類はX線検査所見で，①連続型，②分節型，③混合型，④限局型に分類されている[1]。また，X線検査において有効脊柱管前後径（space available for spinal cord；SAC）が6mm以下だと，脊髄症状が発現しやすいとの報告もある[2]。

> **POINT** 近年，頚椎後縦靱帯骨化症において，頚椎の可動域が症状出現や術後改善度に関与するとの報告もあり，狭窄と不安定性を総合的に評価することが肝要である[3]。

・CT

単純X線検査で靱帯骨化が判定できないときは，CT検査が有用になる（**図3～5**）。特にX線検査で骨化の分類が困難な場合には，CT矢状断像を用いることでより画像評価が明瞭になることがある。矢状断像において，骨化の切れ目の椎間では動的な因子も関与するために注意を要する。さらに，近年では3D-CTでの骨化増大の自然経過報告もあり，より靱帯骨化の詳細な観察が可能となっている。一方，通常の単純CTでは骨組織しか評価できないが，脊髄腔造影後にCTを撮影することで圧迫された脊髄と骨化との関係がより詳細に把握できる。

・MRI

MRIは骨化による脊髄などの神経の圧迫の程度の評価に有用である（**図6～8**）。頚椎後縦靱帯骨化症では脊髄の圧迫の程度が進行すると，脊髄が横断像でトライアングル型・ブーメラン型を呈することがわかっている。またMRIによる脊髄の髄内信号変化の存在は，術後の予後と関連することが報告されている。

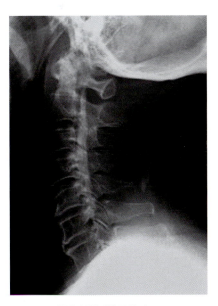

図1 頚椎後縦靱帯骨化症
連続型の後縦靱帯骨化を認める。

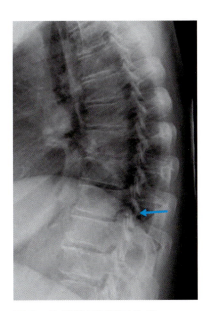

図2 胸椎黄色靱帯骨化症
矢印は骨化した黄色靱帯を示す。

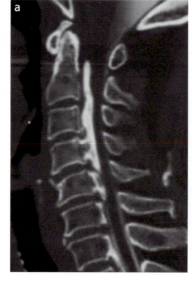
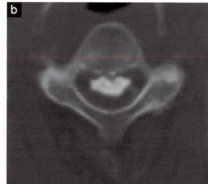

図3 頸椎後縦靱帯骨化症の脊髄腔造影後CT
混合型の後縦靱帯骨化が脊柱管内を高度に占拠している。
a：矢状断像
b：横断像

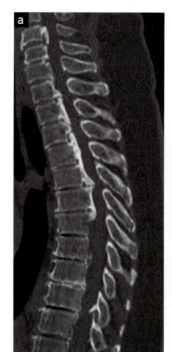
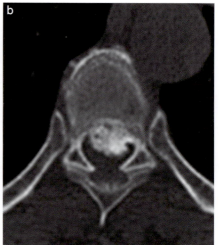

図4 胸椎後縦靱帯骨化症のCT
上位から中位胸椎にわたる後縦靱帯骨化を認める。
a：矢状断像
b：横断像

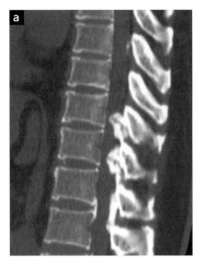
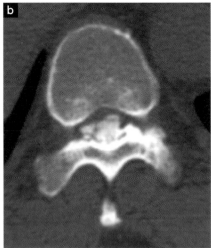

図5　胸椎黄色靭帯骨化症のCT

隣接した椎間に黄色靭帯骨化を認める。
a：矢状断像
b：横断像

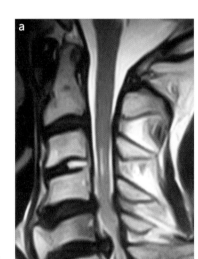
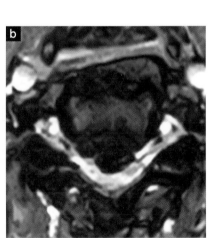

図6　頚椎後縦靭帯骨化症のMRI T2強調像

巨大な後縦靭帯骨化により脊髄は著明に圧迫され，髄内信号変化を認める。
a：矢状断像
b：横断像

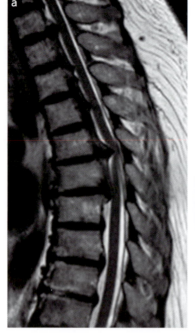
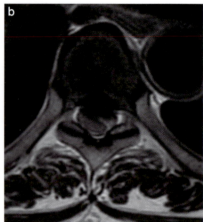

図7　胸椎後縦靱帯骨化症の MRI T2 強調像

胸椎部で骨化した後縦靱帯が前方から突き刺さるように脊髄を圧迫している。
a：矢状断像
b：横断像

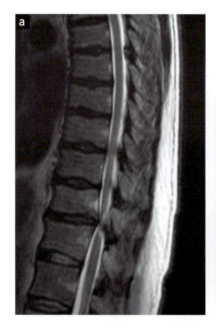
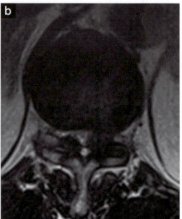

図8　胸椎黄色靱帯骨化症の MRI T2 強調像

胸椎部で骨化した黄色靱帯が後方から脊髄を圧迫している。
a：矢状断像
b：横断像

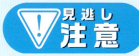 両下肢にしびれ・脱力を認める症例（図9）。画像所見では腰椎変性側弯があり（図9a），腰椎の矢状断像と胸椎の矢状断像のスライスが合っていない（図9b, c）。MRIで腰部脊柱管狭窄を認めるが（図9b），スライスを変えると下位胸椎高位での脊柱管狭窄を認める（図9c）。本症例は臍以遠の下腹部および両下肢にしびれ・感覚鈍麻を認め，下肢脱力も股関節以遠で生じており下肢腱反射も亢進していた。T11/12高位の黄色靱帯骨化症に対して除圧術を行い，症状は軽快した。患者の症状を詳細に聴取しなかったり，十分な神経学的所見の把握を怠ったりすると下位胸椎病変を見逃し，腰椎の手術を行ってしまうことがあり，常に注意を払う必要がある。

四肢しびれ，歩行障害などの神経症状を呈し，それを裏付けるような神経学的所見および画像所見を加味することで確定診断を付ける。繰り返すが，画像所見での骨化のみでは靱帯骨化症とは診断できない。

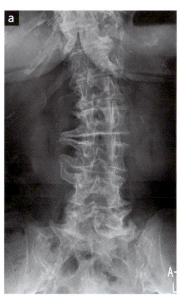
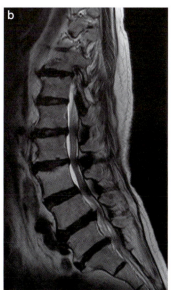
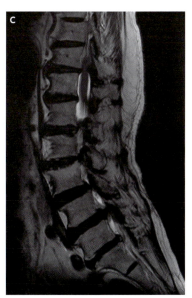

図9　胸椎黄色靱帯骨化症と腰部脊柱管狭窄症を合併した症例
下位胸椎病変の有無については，十分に注意を払うべきである。
a：単純X線正面像
b，c：MRI T2強調矢状断像

鑑別診断

後縦靱帯骨化症の鑑別診断としては，変形性脊椎症が挙げられる．骨棘の形状，椎間板変性などの変性所見の有無などによって鑑別を行う．また黄色靱帯骨化症の鑑別診断としては，黄色靱帯石灰化症が挙げられる．黄色靱帯石灰化症は黄色靱帯の弾性線維の断裂などの変性を基盤として，弾性線維内にピロリン酸カルシウムやハイドロキシアパタイトなどの沈着を生じることが多く，CTにて腫瘤状の高CT値の領域として認める．

治療

STEP 1　治療戦略

理学所見から，脊髄症状がなければ保存療法を，脊髄症状があれば手術療法を検討する（図10）。

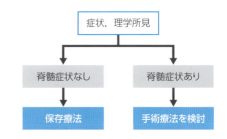

図10　後縦靱帯骨化症・黄色靱帯骨化症の治療戦略

STEP 2　保存療法

脊髄症状を伴わない頸部痛などの症状に対しては保存療法を行う．また，脊髄症状がごく軽度の患者に対しても保存療法での慎重な経過観察が必要となる．日常生活指導では頸椎の過伸展を避けるような指導や，転倒などによる脊髄損傷に十分注意を払うよう患者への啓発が重要となる．具体的な保存療法としては，頸椎の外固定を行ったり，頸部痛のみの症例では電気治療などの理学療法を行ったりすることがある．また，頸部痛や神経根性疼痛に対して薬物療法が選択されることもあるが，漫然とした薬物投与は手術のタイミングを逃すこともあるので注意が必要である．

> **保存療法 → 手術療法 のターニングポイント**
>
> 脊髄症状が進行するような患者に対しては保存療法での改善は期待できず，手術療法が望まれる．また，症状の進行がなくとも初診時に重度の脊髄症を呈している患者に対しても，手術療法が選択されることが多い．しかしながら，後縦靱帯骨化・黄色靱帯骨化に対する脊髄症発症前の予防的除圧術を支持するエビデンスはない．

STEP 3 手術療法

・後縦靱帯骨化症

　後縦靱帯骨化症に対しての手術法として，大きく分けると前方法と後方法がある．頚椎後縦靱帯骨化症に対して後方からの除圧術である椎弓形成術は安定した治療成績が得られているが，頚椎後弯を伴っている症例では成績不良となる可能性があり，後方固定の追加や前方手術が必要になることがある[4]．前方除圧術は骨化巣を直接除去し，脊髄の除圧ができる点で優れている．また骨化と硬膜が強固に癒着している場合には，骨化巣すべてを必ずしも完全に摘出する必要はなく，骨化巣を菲薄化させて浮上させる骨化浮上術の有用性も報告されている．

　胸椎後縦靱帯骨化症に対しては，後方からの除圧のみでは術中に脊髄モニタリングの波形が悪化し術後に症状が悪化する症例があり[5]，後方固定術を併用することが多い．また症例に応じて前方法が選択されることもある．

・黄色靱帯骨化症

　黄色靱帯骨化症に対する手術療法としては，黄色靱帯が脊柱管背側に局在することより後方除圧術を行うことが多い．手術用顕微鏡を用いて除圧を行えば，固定術を併用することはまずない（図11）．

（中前稔生，田中信弘）

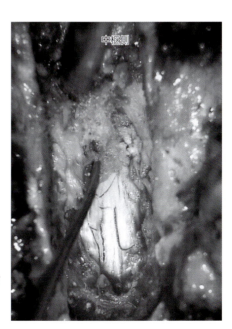

図11　胸椎黄色靱帯骨化症に対する顕微鏡下後方除圧術の手術所見
骨化靱帯と硬膜との高度な癒着を認める．

文献

1) Terayama K. Genetic studies on ossification of the posterior longitudinal ligament of the spine. Spine (Phila Pa 1976) 1989 ; 14 : 1184-91.
2) Matsunaga S, Kukita M, Hayashi K, et al. Pathogenesis of myelopathy in patients with ossification of the posterior longitudinal ligament. J Neurosurg 2002 ; 96 : 168-72.
3) Masaki Y, Yamazaki M, Okawa A, et al. An analysis of factors causing poor surgical outcome in patients with cervical myelopathy due to ossification of the posterior longitudinal ligament : anterior decompression with spinal fusion versus laminoplasty. J Spinal Disord Tech 2007 ; 20 : 7-13.
4) Fujiyoshi T, Yamazaki M, Kawabe J, et al. A new concept for making decisions regarding the surgical approach for cervical ossification of the posterior longitudinal ligament : the K-line. Spine (Phila Pa 1976) 2008 ; 33 : 990-3.
5) Nakanishi K, Tanaka N, Nishikawa K, et al. Positive effect of posterior instrumentation after surgical posterior decompression for extensive cervicothoracic ossification of the posterior longitudinal ligament. Spine (Phila Pa 1976) 2005 ; 30 : 382-6.

III 疾患別治療法

脊椎（全体）
骨粗鬆症と骨粗鬆症性脊椎椎体骨折

骨粗鬆症とは，骨強度の低下を特徴とし，骨折の危険性が増大した骨疾患であるとされ，現在のところわが国における骨粗鬆症患者数は，約1,280万人と推定されている。骨粗鬆症に伴う脆弱性骨折の好発部位は，脊椎椎体，大腿骨近位部，橈骨遠位端，上腕骨近位部などが挙げられる。なかでも，脊椎椎体骨折は最も頻度が高い高齢者骨折であり，その症状として腰背部痛の遺残，脊柱後弯などがあり，要介護状態の要因として最も頻度の高い運動器疾患の1つとなっている。

本項では，この骨粗鬆症性脊椎椎体骨折につき，原因となる骨粗鬆症そのものの疾患概念に触れながら，診断法，保存療法，手術適応について述べる。

骨粗鬆症性脊椎椎体骨折
osteoporotic vertebral fracture

Profile 脊柱（脊椎）の機能には，脊髄神経を守る「保護機能」，身体の支持，姿勢の保持を司る「支持機能」，多数の椎骨が関節・靱帯でつながれて可動性を有する「運動機能」があるが，脊椎椎体骨折を生じれば，それらの機能が障害され，痛みや姿勢異常を伴い，高齢者のADL (activities of daily living) やQOL (quality of life) を著しく低下させ，要介護状態の要因につながる[1]。さらには，椎体骨折が進行した円背・脊柱後弯変形は，歩行障害のみならず，心肺機能の低下，胸腹部の圧迫による逆流性食道炎などを引き起こすこともある。また，椎体が圧潰状態になれば遅発性神経麻痺を起こし，侵襲の大きな手術治療を要すこともある（図1）。

診 断

骨粗鬆症の定義と診断

骨粗鬆症とは「低骨量と骨組織の微細構造の異常を特徴とし，骨の脆弱性が亢進し，骨折の危険性が増加する疾患である」と定義され，疾患としての骨粗鬆症というものは骨折を生じるに至る病的過程で，骨折は骨粗鬆症の結果として生じる合併症の1つである，とされた。その後，WHOの研究班やアメリカの国立衛生研究所 (National Institutes of Health；NIH) にて，「骨強度の低下を特徴とし，骨折の危険性が増大した骨疾患である」と修正されている[1]。

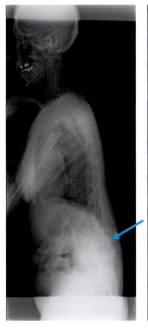
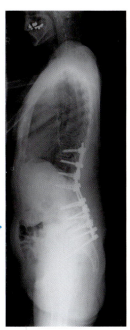

図1　骨粗鬆症性脊椎椎体骨折の自験例
79歳，女性。椎体圧潰，著明な脊柱後弯を呈し（矢印），
脊柱矯正固定術を施行した。

　骨粗鬆症有病率は男女とも加齢とともに有病率が上昇し，70歳代以上の女性では4割以上に骨粗鬆症を有し，女性が男性のほぼ3倍である。総人口に占める65歳以上の高齢者の割合である高齢化率は年々増加し続けていて，すでに21％を超えた超高齢社会となっていることからも[1,2]，骨粗鬆症の「予防」と骨折の「予防」がわが国の急務の課題であることは明らかであるといえる。

　原発性骨粗鬆症の診断基準および診断手順は，**図2**のように定められている[1]。診断に必要とされる項目は，「脆弱性骨折の有無」と「骨密度値」となる。椎体あるいは大腿骨近位部に脆弱性骨折があれば，すなわち原発性骨粗鬆症と診断，脆弱性骨折がなくても骨密度がYAMの70％以下または−2.5SD以下であれば，すなわち原発性骨粗鬆症と診断する。このフローチャートに則った診断により，予防と治療を進めていくことになる。

骨粗鬆症性脊椎椎体骨折の診断

　症状は通常，骨折のある部位の激痛を伴った体動困難，腰背部痛であるが，疼痛が軽度のこともしばしば認めるという認識が肝要である。近年，「いつのまにか骨折」という言葉が広まっているように，発生時期もわからず，多発性に椎体骨折を生じ，身長が縮む，背中が丸くなるなどの姿勢異常にて判明することもある。また，骨折後に癒合が得られず，遷延治癒・偽関節となって不安定性を生じた後に疼痛を呈したり，遅発性麻痺を生じたりして初めて病院を受診される例も多いのが現状である。高齢者，腰背部痛，女性，といったキーワードがそろえば，骨粗鬆症性脊椎椎体骨折を念頭に置いて診断を進めるべきであろう。

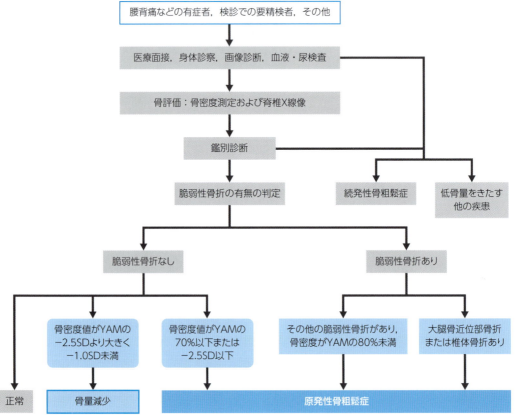

図2 原発性骨粗鬆症の診断基準

(文献1より)

画像所見

・単純X線

単純X線で椎体骨折の評価を行う場合，胸椎，腰椎の前後像，側面像を撮影し，骨折により生じる椎体変形を判定することとなる[1,3,4]。その方法として定量的評価法（quantitative measurement；QM法）と，半定量的評価法（semiquantitative method：SQ法）がある。

・QM法（図3）

C/A，C/Pのいずれかが0.8未満，またはA/Pが0.75未満の場合を椎体骨折と判定する。椎体の高さが全体的に減少する場合（扁平椎）には，A1，C1，P1あるいはA2，C2，P2よりもA，C，Pがそれぞれ20％以上減少している場合を椎体骨折と判定することとしている[1,3]。

・SQ法（図4）

Genantらにより考案された半定量的椎体骨折

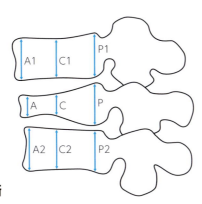

図3　QM法での診断

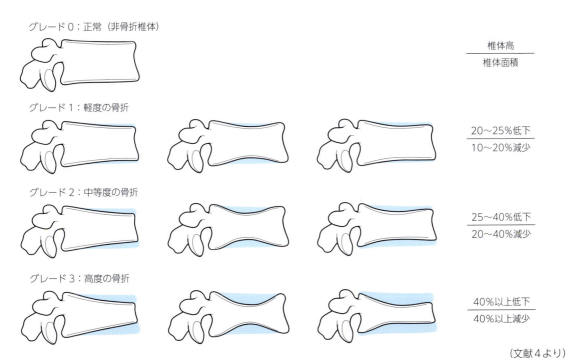

図4　SQ法での診断

（文献4より）

評価法で，QM法と異なり計測が不要なことから臨床的にも広く用いられている[4]。図4のように見た目の評価にてグレード0〜3までに分類し，グレード1以上を椎体骨折と判断するものである。

◆ 症例提示（症例1）

87歳，女性（自験例）。尻もちをついて腰背部痛が出現した。下肢麻痺なく，つかまり歩行は可能であった。受傷3日目に痛みが取れないとのことで当院初診となった。

単純X線像を示す（図5）。図5aは立位，図5bが背臥位での胸腰椎移行部を中心とした脊椎側面像である。第12胸椎（矢頭）と第2腰椎（矢印）に椎体変形がある。SQ法では，立位像で第12胸椎グレード2，第2腰椎グレード1の変形と判定し，背臥位像では第12胸椎，第2腰椎いずれもグレード1の変形である。つまり，立位と背臥位の比較で変化のみられる第12胸椎が今回の受傷で発生した新規骨折の可能性が高いと判定できる。なお，新規骨折かどうかの確定診断は，後日単純X線像の再撮影や，MRIの追加検査を行うことなどで判定される。

MRI

椎体骨折についてはMRIによる診断は骨折初期より診断率が高く，骨折発生2週間以内など早期の椎体骨折の診断や，既存骨折との鑑別に非常に有用であるとされる[1,5]。

新鮮例の骨折はT1強調画像では低信号，short-T1 invention-recovery（STIR）像では高信号となる。T1強調矢状断像で椎体に限局してその一部が帯状や，あるいは椎体全体が低信号になる場合，STIR矢状断像で椎体に限局してその一部が帯状，あるいは椎体全体が高信号になる場合，椎体骨折と診断できる。

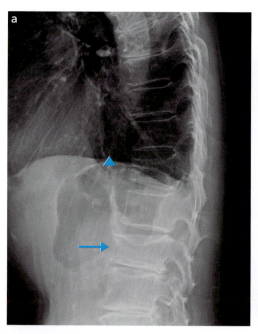 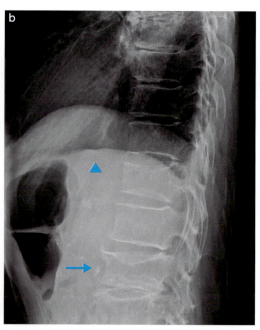

図5 症例1の初診時単純X線
胸腰椎移行部を中心とした脊椎側面像である。第12胸椎（矢頭）と第2腰椎（矢印）に椎体変形がある。
a：立位
b：背臥位

また，MRIによる予後予測研究がなされ，遷延治癒・偽関節のリスクとして，胸腰椎移行部，後壁損傷，T2現局型高信号変化，T2広範囲型低信号が挙げられている[6]。

前述の症例1の受傷10日目のMRIでは，第12胸椎（矢頭）に限局T1低信号，STIR高信号像を認め，新規骨折と確定診断することができた（図6）。なお，第2腰椎（矢印）には椎体の変形があるものの輝度変化がなく，既存骨折と診断できた。

> **POINT** 早急にMRI画像による診断に至ればよいのであるが，単純X線像で判断する場合，椎体骨折の急性期には椎体変形がない症例が数多くあり，椎体終板の断裂像や突出像などの軽微な変化に注意が必要である。その工夫として，椎体荷重撮影となる立位あるいは座位をとらせての撮影と，荷重を除した背臥位での撮影を比較することで椎体高に変化がみられることで新たな骨折との判定を行ったり[1, 3, 5]，また，時間をおいて複数回X線撮影を行って椎体変形の変化を判定したりすることが非常に重要である。

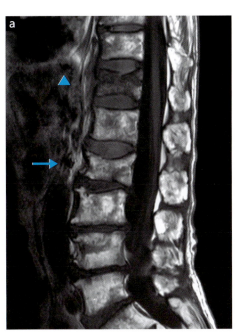
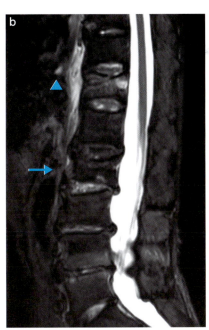

図6 症例1のMRI
第12胸椎（矢頭）に限局T1低信号，STIR高信号像を認め，新規骨折と確定診断することができた。
第2腰椎（矢印）には椎体の変形があるものの輝度変化がなく，既存骨折と診断できた。
a：MRI T1強調矢状断像
b：MRI STIR矢状断像

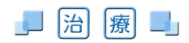

STEP 1 治療戦略

骨粗鬆症性脊椎椎体骨折の治療法は，図7のようにさまざまなものがある。

大きく分けて保存療法と手術療法がある。受傷直後の疼痛は，安静臥床と局所の固定（体幹ギプスや硬性装具，あるいは軟性装具など）で経時的に軽減するのが通常で，受傷から1年後には8〜9割の患者の疼痛が軽減して受傷前のQOL・ADLを獲得することが可能とされる。基本的には徹底した保存療法が初期治療には重要と考える。ただし，骨癒合が得られない，姿勢が変化してきた，痛みが取れない，下肢麻痺・膀胱直腸症状が出現，となると治療方針が変わってくる。症例を提示する。

◆ 症例提示（症例2）

79歳，女性。主訴は腰痛であった。重いものを持とうとして受傷した。第12胸椎椎体骨折と診断された（図8）。骨密度値YAM 67％，脆弱性椎体骨折ありで，すなわち骨粗鬆症と診断された。神経学的脱落症状なし，椎体変形軽度につき，軟性装具による体幹固定による保存療法を施行した。2カ月時点で腰背部痛残存，画像検査上著明な圧潰進行を認めたため，胸腰椎後方固定術＋椎体形成術を余儀なくされた（図9）。

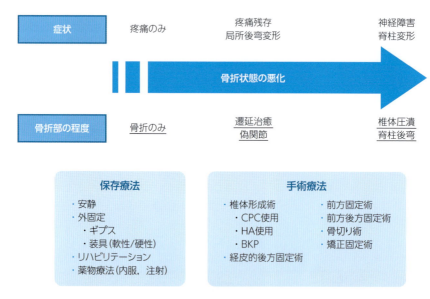

図7　骨粗鬆症性脊椎椎体骨折に対する症状，骨折状態の変化に伴う治療体系

図8 症例2の初診時単純X線像，CT

a：単純X線側面像
b：単純CT矢状断再構築像

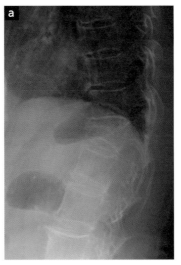
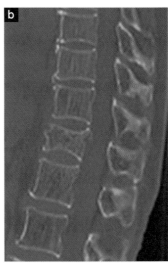

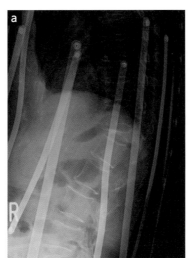
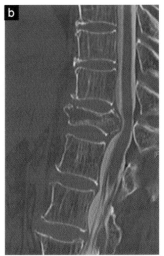

図9 症例2の受傷後8週の画像検査と，その後の術後X線像

a：受傷8週後，胸腰椎移行部側面立位単純X線像
b：脊髄造影後CT矢状断再構築像
c：MRI T2矢状断強調像
d：術後胸腰椎移行部単純X線側面像

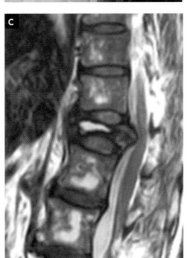
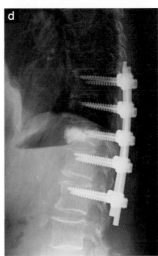

STEP 2 保存療法

・装具療法

保存療法の基本である。安静臥床期間や外固定法には，現在までのところ確固たるエビデンスはない。装具療法も理論上では装具は骨折部に安定性，除痛，アライメント保持，可動性，後弯を予防する働きがあるとされるが，治療法も標準化されていない。痛みの程度を的確に評価し，保存療法をどの程度の期間行うのか，どの時点で手術療法を行うのかという問題は個々の症例ごとに術者と患者でのインフォームド・コンセントも含めて検討されることになるのが実際である。

・遷延治癒，偽関節（図10）

遷延治癒とは，骨癒合が平均的な速度（通常3〜6カ月）で進んでいないことをいい，保存療法を継続しても受傷から9カ月が経過し，3カ月にわたり治癒進行の可視的な兆候が認められない場合に偽関節と称することが多い[1,3]。図10は姿勢での不安定性を呈し，背臥位の単純X線像やMRIにて椎体内に空洞像（クレフト像：矢頭）を認めている。

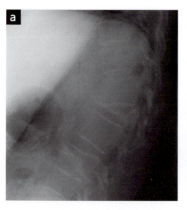
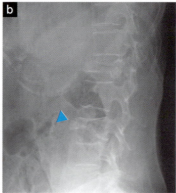
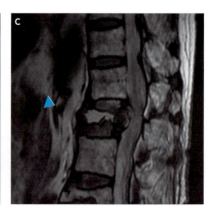

図10 遷延治癒，偽関節症例
69歳，女性。姿勢での不安定性を呈し，背臥位の単純X線像やMRIにて椎体内に空洞像（クレフト像：矢頭）を認めている。
a：単純X線立位側面像
b：単純X線背臥位側面像
c：MRI STIR矢状断像

STEP 3 手術療法

・手術方針の決定

骨粗鬆症性脊椎椎体骨折に対し，**図7**のように治療を進めながら痛みの評価が行われるが，偽関節状態や，後弯進行・変形治癒状態に推移すれば，痛みの悪化や，神経症状の悪化を伴い，ADL/QOL低下を引き起こし，さまざまな手術療法を検討することとなる。

着目しなければならない点は，どこが痛みの起源であるのか？　ということである。骨癒合が得られずクレフトさえも生じている偽関節なのか，それとも脊椎アライメント異常によるものか，あるいはそもそもの骨粗鬆症や廃用によるものなのか，という評価のため，著者らは，麻痺のない，局所疼痛の遺残する骨粗鬆症性脊椎椎体骨折後偽関節症例に，椎体内に生じたクレフトに造影剤を注入する椎体造影および麻酔薬を注入する椎体ブロック（**図11**）を施行して評価し，治療方針を決定している[7]。

椎体ブロックで効果が得られて局所疼痛の軽減が図れれば，骨折部の空洞が疼痛の起源と判断で

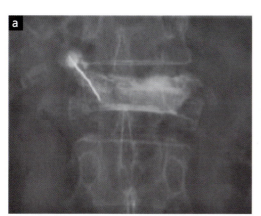
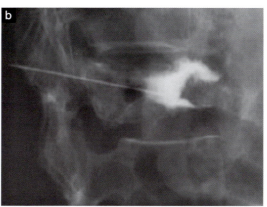
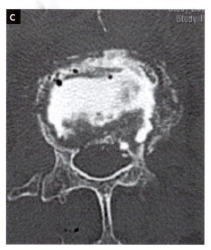
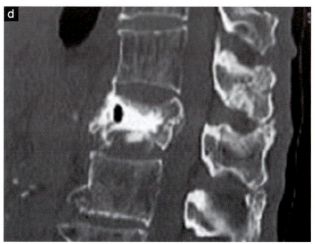

図11　椎体造影・椎体ブロック施行例
86歳，男性。
a：椎体造影X線前後像
b：椎体造影X線側面像
c：造影後CT冠状断像
d：造影後CT矢状断再構築像

き，椎体形成術（vertebroplasty；VP）など比較的低侵襲な手術療法を具体的に検討できる．もし，椎体ブロックの効果がない場合は，そもそもの手術適応がなく薬物療法や運動療法とするか，あるいは椎体椎間の不安定性や脊柱後弯に対する比較的大きな侵襲の手術などを施すことを視野に入れることとなる[7,8]．

以下に腰背部痛の遺残する椎体骨折に対する著者らの手術方針の決定フローチャートを述べる（図12）．

① 骨粗鬆症性脊椎椎体骨折に対して保存療法を行った後に腰背部痛を呈する症例に対し，まずは責任病変椎体を確認する．
② 診断を確定した後，神経症状の有無を確認する．神経根症状様の下肢痛や明らかな筋力低下，膀胱直腸障害を呈する症例には除圧術を基本方針とする．
③ 神経症状のない場合，アライメントを確認する．後弯症状がある，椎体形成術だけでは十分な矯正が期待できないような扁平化して癒合した例，楔状率の大きい例，偽関節腔もなく椎体の可動性もない例に対しては，通常の椎体形成術単独での治療は困難であり，脊柱前方再建を考慮した前方固定術や前方＋後方固定術併用，あるいは侵襲がより大きくなるものの，脊柱短縮術，後方進入椎体摘出術などの骨切り術・矯正固定術を検討すべきである．なお，椎体後壁の損傷がない場合，後弯症状があっても経皮的椎体形成術（balloon kyphoplasty；BKP）を選択することは可能である．また，後壁損傷があった場合でも，椎体内にHA（hydroxyapatite）ブロックを充填し可及的に椎体高を再獲得してinstrumentationを併用し，矯正損失を防いで後弯症状を予防する術式も選択可能と考える．
④ 後弯症状のない場合，後壁損傷がなければ，BKPはよい適応になる．CPC（calcium phosphate cement）やHAブロック使用の場合は後壁損傷の有無は問わない．

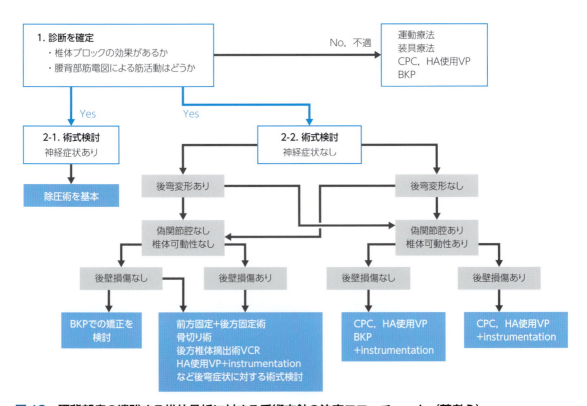

図12　腰背部痛の遺残する椎体骨折に対する手術方針の決定フローチャート（著者ら）

・骨粗鬆症の薬物療法

骨粗鬆症治療の目的は，骨折を予防し骨格の健康を保ち，生活機能とQOLを維持することである．さまざまな種類の薬物が用いられており，それぞれに特長を有する．

・活性型ビタミンD
・SERM（selective estrogen receptor modulator）製剤
・ビスフォスフォネート製剤：骨吸収抑制薬
・PTH（テリパラチド）-Daily, -Weekly：骨形成促進薬（投与期間制限あり）
・抗RANKL抗体（デノスマブ）：骨吸収抑制薬

上記において，内服か，皮下注射か点滴かという違いや，注射は自己注射か否か，また頻度に関しても，毎日か，週に1回か，月に1回か，半年に1回か，年に1回か，という特長がある．

各患者のバックグラウンド（年齢，性別，家庭環境，理解力，ADL，既往歴など）や，症状の程度，骨密度値，骨折既往歴，骨粗鬆症治療歴，コンプライアンスなどを加味して投薬内容を決定する必要がある．

原発性骨粗鬆症の薬物治療開始基準が，ガイドラインにて論じられている（図13）[1]．

薬剤の効果は，骨密度を上げる，椎体骨折や大腿骨近位部骨折を予防するとされ，エビデンスをもって強く勧められる薬剤評価があるため参考にすべきである．

> **POINT** 最も重要なことは骨粗鬆症を疑い，その診断を行うこと，適応があれば必ず薬物治療を開始することをわれわれ整形外科医が十分認識し，患者，社会に対して啓発し続けることである．それが骨粗鬆症から引き起こされる骨折を予防し，ADL低下を予防することで健康寿命の延伸につながるという認識が必要である．

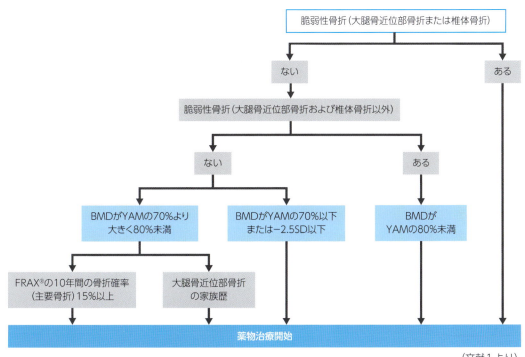

図13　原発性骨粗鬆症の薬物治療開始基準

（文献1より）

おわりに

　骨粗鬆症性脊椎椎体骨折は最も頻度が高い高齢者骨折であり，その予防と治療はわが国の喫緊の課題である。この骨粗鬆症性脊椎椎体骨折につき，原因となる骨粗鬆症そのものの疾患概念に触れながら，診断法，治療法，手術適応について述べた。

　超高齢社会で増加の一途を辿る脊椎椎体骨折に対し，全国民が意識をもち，整形外科医とともに予防をすること，臨床症状や症状の経過，あるいは骨密度や骨折危険因子を加味しながらできるだけ早期に確定診断を行うこと，そして骨折を生じた際には，個々の症例における患者生活バックグラウンド・骨折形態・ゴール設定などを踏まえ，症状や骨折形態に沿ってその時点でのテーラーメイド式な治療法を検討することが重要であると考える。

（加藤　剛）

文献

1) 骨粗鬆症の予防と治療ガイドライン作成委員会編．骨粗鬆症の予防と治療ガイドライン2015年版．東京：ライフサイエンス出版；2015．
2) Ross PD, Fujiwara S, Huang C, et al. Vertebral fracture prevalence in women in Hiroshima compared to Caucasians or Japanese in the US. Int J Epidermiol 1995；24：1171-7.
3) 椎体骨折評価基準（2012年度改訂版）椎体骨折評価委員会編．Osteoporosis Japan 2013；21：25-32．
4) Genant HK, Wu CY, van Kuijk C, et al. Vertebral fracture assessment using a semiquantitative technique. J Bone Miner Res 1993；8：1137-48.
5) Hasegawa K, Homma T, Uchiyama S, et al. Vertebral pseudarthrosis in the osteoporotic spine. Spine 1998；23：2201-6.
6) Takahashi S, Hoshino M, Takayama K, et al. Time course of osteoporotic vertebral fractures by magnetic resonance imaging using a simple classification：a multicenter prospective cohort study. Osteoporosis Int 2017；28：473-82.
7) 加藤　剛，大川　淳．骨粗鬆症性椎体骨折後偽関節に対する経椎弓根的椎体造影および椎体ブロックを用いた椎体形成術前評価．別冊整形外科 2013；63：38-42．
8) 加藤　剛．椎体形成術の功罪．整形外科 2012；63：824-30．

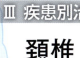

Ⅲ 疾患別治療法

頚椎
頚椎症性神経根症，頚椎症性脊髄症

病態のなかで最も一般的な疾患の１つである。変性が進行するにつれて，椎間板の変性だけでなく，椎体の変形や椎間関節の骨棘などにより，脊髄や神経根の圧迫や炎症性変化をきたす。

頚椎症は基本的には３つの病態を引き起こす。第一の病態は頚部痛のみをきたす場合であり，一般的にこれは狭義の頚椎症とされている。第二の病態は基本的に１つの神経根の症状で説明できる上肢の痛み，しびれや筋力低下をきたす場合であり，頚椎症性神経根症とよばれる。最後の病態は，脊髄の圧迫により四肢麻痺や膀胱直腸障害をきたす最も重篤な病態であり，頚椎症性脊髄症と定義される。

頚椎症性神経根症
cervical spondylotic radiculopathy

Profile 頚椎症性神経根症の主たる原因は，加齢に伴う椎間孔狭窄による神経根圧迫である。本症の発症には静的な狭窄だけでなく，頚椎の運動や頚部の軸圧による力学的なストレスによる炎症が関与しているとされる。まれに外傷が契機として発症することもある。頚椎症性神経根症の発症年齢は40〜50歳代が最も多く，罹患神経根はC7，C6，C8の順である[1]。
症状は頚部痛で発症することが多いとされるが[2]，徐々に片側の上肢に放散する疼痛，知覚障害，運動障害をきたす。肩痛や胸部痛をきたすことがあり，その場合は肩関節周囲炎や狭心症との鑑別が必要となる。

理学所見

診断のポイントは頚椎の動きに伴う症状の増悪であり，Spurling test[3]が有用である。本テストは頚椎を最大後屈させ，患側に側屈させることで椎間孔を狭小化させ，神経根の圧迫を誘発する手技である（p.44，図3参照）。また，疼痛や感覚障害の皮膚のデルマトームや，筋力低下をきたした筋や腱反射の評価によって，圧迫されている神経根のレベル診断が可能である（**図1，2**）。

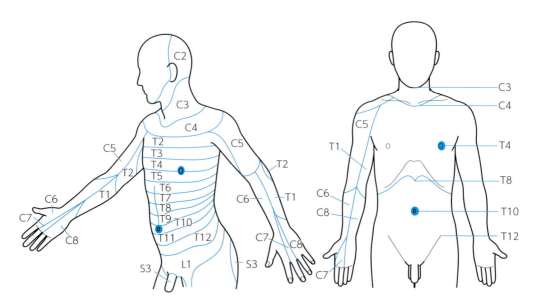

図1　皮膚知覚：デルマトーム（皮節）

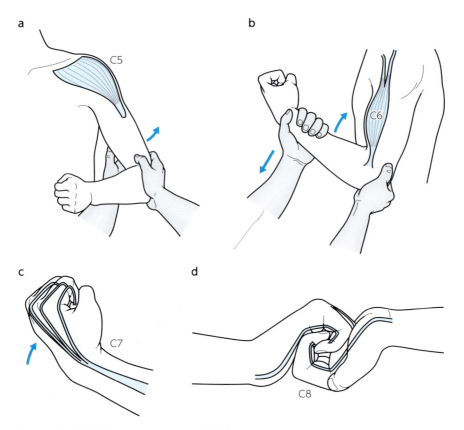

図2　筋の神経支配：ミオトーム（筋節）
a：C5＝三角筋（肩）
b：C5，C6＝上腕筋（肘）
c：C7＝手根屈筋（手関節）
d：C8＝指屈筋（指）

画像検査

画像診断では，単純X線像の側面像で椎間板の狭小化，骨棘形成を評価し，斜位像で椎間関節の関節症変化や椎間孔の狭小化を評価する（図3）。

MRIは椎間孔狭窄の評価に非常に有用であるが，圧迫因子がヘルニアか骨棘かの評価は困難である（図4）。

一方，CTでは横断像だけでなく，矢状断像も評価することで両者の鑑別が可能となる（図5）。

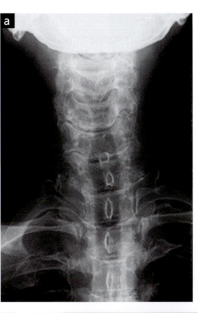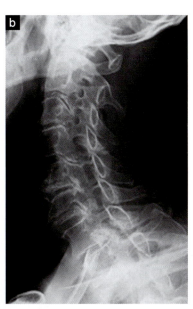
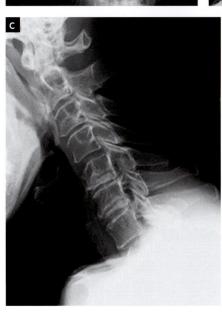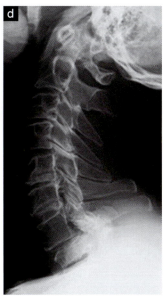

図3 頚椎症性神経根症の単純X線像
56歳，男性。
a：正面像。鈎状関節の軽度の変性を認める。
b：側面像。複数の椎間板の狭小化を認める。
c：前屈像。前屈によりC4の軽度の前方すべりを認める。
d：後屈像。後屈によりC3の軽度の後方すべりを認める。

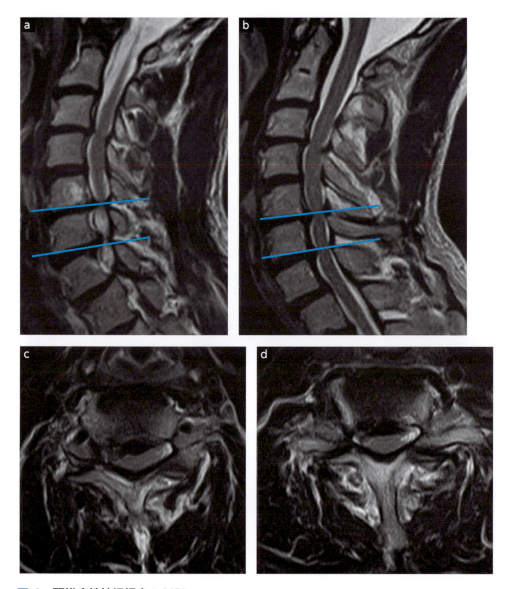

図4 頚椎症性神経根症のMRI

56歳，男性。
a：T2強調傍正中矢状断像。C5/6，6/7レベルでの椎間板の狭窄化を認める。
b：T2強調正中矢状断像。C5/6，6/7レベルで脊柱管の狭窄と脊髄の圧迫を認める。
c：C5/6横断像。脊髄への圧迫と右神経孔の狭窄を認める。
d：C6/7横断像。脊髄への圧迫を認める。

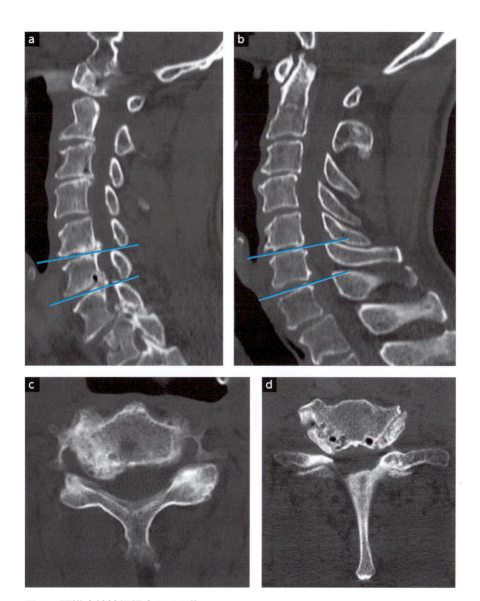

図5　頸椎症性神経根症のCT像

56歳，男性。
a：傍正中矢状断像。C5/6, 6/7レベルでの骨棘を認める。
b：正中矢状断像。靱帯骨化症は認められない。
c：C5/6横断像。MRIでは詳細不明な圧迫病変が骨棘であることがわかる。
d：C6/7横断像。脊髄の圧迫病変は椎間板であることがわかる。

治療

STEP 1 治療戦略

　本症の自然経過は一般的には良好とされ，通常3カ月程度の保存療法で約75％の症例で改善が得られる[4]。また，神経根症から脊髄症へと進行する例はまれである。治療においては保存療法が有効であることを患者に説明し，安心させることが大切である。

STEP 2 保存療法

　痛みが主体の場合は，非ステロイド性抗炎症薬（nonsteroidal anti-inflammatory drugs；NSAIDs）とプレガバリンを中心とした薬物療法をまず行う。痛みが強い場合はトラマドールなどの弱オピオイドを使用する。重症の場合は頚椎カラーや入院による安静，持続牽引，神経根ブロックが有効なこともある。

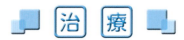

　3カ月以上の保存療法が無効な激しい痛みや，高度な上肢の筋の麻痺が生じた場合には手術を考慮する。有痛性筋萎縮症や運動神経変性疾患による麻痺との鑑別診断が必要な場合もあるため，手術は患者の症状とMRIやCTなどの画像所見が一致した場合にのみ適応とされる。

STEP 3 手術療法

　手術法は大きく2つに分類される。第一は前方から椎間板と切除して，場合によっては骨棘も取り除いて神経根の圧迫を解除する前方固定術である。直接的な除圧だけでなく，椎間をギャッジアップすることと，動的な圧迫因子を取り除くことにより間接除圧も得られる。肩の挙上不能などの麻痺が高度の場合には，成功率が高く非常に有用な方法である。第二の方法は，後方から椎弓と一部椎間関節を除圧して，神経根の圧迫を解除する方法であり，key hole foraminotomyともよばれる。最近では，顕微鏡だけでなく，内視鏡での本法が報告されている。前方から椎体を経由して神経根を除圧する前方のkey hole foraminotomyも報告されている。

頚椎症性脊髄症
cervical spondylotic myelopathy

Profile 頚椎症性脊髄症の主たる原因は加齢に伴う脊柱管狭窄による頚髄圧迫のため，高齢者ほど罹患頻度が高い。発症年齢は50歳代が34％と最も多く，次いで40歳代（25％），60歳代（20％）の順である。性差は男性が約2倍であり，高位はC5/6が最も多い[5]。

診断

理学所見

単純X線側面像で脊柱管前後径の狭窄，あるいは3mm以上のすべりがあると本症が生じやすい。自然経過として脊髄障害は脊髄中心部の上肢症状から始まり，徐々に後側索の下肢の痙性麻痺，最後に前側索の下肢の温痛覚障害に広がる。

上肢症状では圧迫高位の髄節支配筋の腱反射は低下し，それより下位の腱反射は亢進し，Hoffmann反射が陽性となる。手の巧緻性障害も特徴的な症状で，手指の素早い把握動作と，その解除や内転・外転動作が障害され，myelopathy handとよばれる。Finger escape signと10秒テストも重要である。下肢症状として筋力低下は少なく，痙性歩行や失調性歩行を訴える。痙性歩行が明らかな症例では両下肢の反射は亢進し，Babinski反射や足クローヌスが高率に陽性となる。失調性歩行のある場合，Romberg徴候が陽性となる。

画像検査

診断には単純X線側面像で脊柱管が男性は14mm以下，女性は13mm以下が異常値である[6]。
MRIにおける脊髄の圧迫や扁平化は重要な所見で，T2の髄内高信号が診断に有用である（**図6**）[7]。

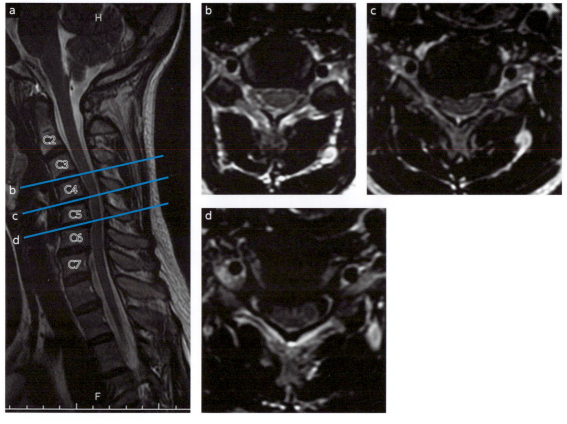

図6 頚椎症性脊髄症の MRI
76歳，男性。C3/4，C4/5，C5/6 stenosis ＋。
a：T1強調矢状断像。頚椎が後弯になっている。
b：脊髄の圧迫はない。
c：脊髄の圧迫が中等度であり，主たる脊髄症の責任病変であることがわかる。
d：脊髄の圧迫は軽度あり。

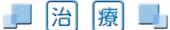

STEP 1 治療戦略

　脊髄症はいったん発症した場合は，保存的な治療で軽快することはまれである。そのために現在は軽症と判断された場合でも，麻痺が進行した場合は将来的には手術が必要となることをあらかじめ説明しておくことが大切である。転倒や頭部の打撲などで症状が急性増悪する場合もある。

　手術の適応に関しては日本整形外科学会頚髄症治療成績判定基準が非常に参考になり，17点満点中10点以下になった場合は明らかな手術適応である。著者らは上肢症状では手の巧緻性障害のなかでも箸が使いにくく感じた場合，下肢症状では階段が困難と感じた場合，明らかな排尿障害をきたした場合を手術適応としている。

STEP 2　保存療法

　生活指導として，頚椎の後屈が脊柱管を狭くして症状を悪化させるため，そのような動作を日常生活で回避するように指導する．転倒の危険がある場合には杖の所持を勧め，足元の悪い場所では十分に注意するように指導する．

　頚椎カラーによる装具療法は動的因子を除去する目的で行われるが，軽症例に対して短期的な有効性が報告されている[8]．頚椎牽引法でも，軽症例ではやや有効であるとした報告がある[9]．しかし，逆にこれらの保存療法では脊髄症状の悪化を防げないために，早期の手術を勧めるとした報告もある[10]．

　保存療法のうち薬物療法として，①消炎鎮痛薬，②ビタミンB_{12}，③筋弛緩薬，④抗不安薬，⑤プロスタグランジン製剤，⑥ステロイドなどがある．しかし頚椎症性脊髄症の脊髄症状に対しては有効であるとした報告は，いまだなされていない．

保存療法 → 手術療法 のターニングポイント

　上肢症状では箸がうまく使えなくなった場合，下肢症状では階段で手すりが必要になった場合に手術適応となる．日本整形外科学会頚髄症治療成績判定基準（JOA score）で10/17点以下も1つの指標となる．手術のタイミングを逸した場合には，術後に麻痺が残存することも知っておかなければならない．

STEP 3　手術療法

　手術法として前方法は1〜2椎間病変に適応があり，前方から突出した椎間板や骨棘を切除して，自家骨などで固定する方法である．後方法は3椎間以上の病変に適応され，脊柱管を後方から拡大する方法であり，椎弓形成術ともよばれる．術後の成績は比較的良好で，約2/3の症状が改善する．予後に影響する因子は，罹病期間，術前重症度，年齢である[11]．

（田中雅人，山内太郎）

文献

1) 田中靖久，国分正一．頚部神経根症と頚部脊髄症の症候による診断．NEW MOOK 整外 1999；6：30-8.
2) Yoss RE, Corbin KB, Maccarty CS, et al. Significance of symptoms and signs in localization of involved root in cervical disk protrusion. Neurology 1957；7：673-83.
3) Spurling RG. Rupture of the cervical intervertebral disks. J Int Coll Surg 1947；10：502-9.
4) Radhakrishnan K, Litchy WJ, O'Fallon MW, et al. Epidemiology of cervical radiculopathy-A population-based study from Rochester, Minnesota, 1976 through 1990. Brain 1994；117：325-35.
5) 田中雅人．頚椎症性脊髄症（後靭帯骨化症を含む）．今日の治療指針2014．福井次矢，ほか編．東京：医学書院；2014. p.984-5.
6) 肥後　勝．頚部脊柱管狭窄症の脊柱管前後径に関するX線学的研究．臨整外 1984；19：361-6.
7) Bucciero A, Vizioli L, Carangelo B, et al. MR signal enhancement in cervical spondylotic myelopathy. Correlation with surgical results in 35 cases. J Neurosurg Sci 1993；37：217-22.
8) Matsumoto M, Toyama Y, Ishikawa M, et al. Increased signal intensity of the spinal cord on magnetic resonance images in cervical compressive myelopathy. Does it predict the outcome of conservative treatment？ Spine (Phila Pa 1976) 2000；25：677-82.
9) Kawaguchi Y, Matsui H, Ishihara H, et al. Axial symptoms after en bloc cervical laminoplasty. J Spinal Disord 1999；12：392-5.
10) 吉松弘喜，永田見生，後藤博史，ほか．過去3年間における頚椎症性脊髄症の非手術症例の検討．整外と災外 2000；49：1006-10.
11) 田中雅人，杉本佳久，三澤治夫，ほか．頚椎症性脊髄症の診療ガイドライン．岡山医会誌 2010；122：67-71.

Ⅲ 疾患別治療法

頚椎
頚椎椎間板ヘルニア

頚椎椎間板ヘルニアとは，解剖学的に椎間板の線維輪が断裂し，髄核が線維輪の断裂部から線維輪外へ移動（これを髄核の脱出という）した状態である．すなわち，頚椎椎間板ヘルニアは形態学的な名称であり，どのような症状を呈しているかを表現してはいないことに留意すべきである．①椎間板の線維輪断裂由来とされる頚椎症状，②ヘルニア塊が後外側に突出し神経根を刺激する神経根症（状），および③ヘルニア塊が後正中に突出し脊髄を刺激する脊髄症（状）に分類される．

頚椎椎間板ヘルニア
cervical disc herniation

Profile
頚椎椎間板ヘルニアの好発年齢は，30〜50歳代とされる．症状は，頚椎症状，神経根症（状），および脊髄症（状）に分類され，一般には，保存療法が選択される．頚椎症状で手術に至ることはまれであり，保存療法のよい適応である．
一方，神経根症状や脊髄症状も保存療法が選択されるが，ADL障害が強いときには手術療法が選択される．一般に，神経根症状は保存療法が奏効することが多いが，脊髄症状は経時的に症状が進行することが多く，手術に至る場合が多いとされる．

自覚症状

・頚椎症状

椎間板の最外層には洞椎骨神経が分布しており，線維輪の断裂に伴うヘルニア塊の洞椎骨神経に対する機械的な刺激や髄核脱出に伴う髄核内に存在しているTNF（tumor necrosis factor）-αやIL（interleukin）-6などの炎症性サイトカインによる直接刺激，あるいは，髄核の吸収過程で生じる炎症性サイトカインを含むさまざまなサイトカインの二次的な刺激で疼痛が生じる．炎症が強いときは，安静時痛を含む激烈な疼痛を生じ，しばしば，著しい頚部運動制限が生じる．慢性期に至ると，後頚部から僧帽筋部，肩甲背部にかけての鈍痛やこり感となる．

・神経根症状

ヘルニア塊が神経根を刺激するために，当該神経根が支配する領域へ放散する疼痛が生じる．症状がひどい場合には，当該神経根が支配する感覚障害，筋力低下，あるいは深部反射に低下や消失

が生じる．このヘルニア塊による神経根への刺激は，頚椎症状のときと同様に，ヘルニア塊による直接刺激（機械的刺激）と炎症性サイトカインなどの刺激（化学因子による刺激）に理論的に分けられる．

・**脊髄症状**

ヘルニア塊が脊髄を機械的に圧迫するために出現する症状である．頚椎症状としての頚部痛は生じるが，主たる症状は，両手のしびれや巧緻障害が代表的である．上肢の単一神経根障害を疑わせるような限局的な疼痛は，脊髄症状ではなく，神経根症状と考え，脊髄症状に神経根症状が合併していると考えると考えやすい．

両手のしびれは，脊髄が圧迫されている高位によるが，単一神経根の支配領域を越えて存在し，同部に感覚障害を有することが多い．しばしば，体幹や下肢にもしびれ感や感覚障害を生じる．上肢では，ボタンのかけはずしや箸の操作，書字が不自由になる，あるいは紐が結べなくなると訴える（上肢の巧緻障害）．さらに，歩行がつまずきやすく不安定となり，また，階段昇降が困難となるといった歩行障害を訴える．さらにひどくなると，膝を伸展したままで床から足を上げずに，狭い歩幅で歩く状態となる（痙性歩行）．

理学所見

・**頚椎所見**

頚椎を自動的，あるいは他動的に動かしたときに種々の症状が生じることがある．

①神経根症状の誘発テスト

Spurling test と Jackson test（head compression test と shoulder depression test）が有名である．いずれも比較的特異度は高いが，感度は必ずしも高くないとされる．また，これらの手技は，いずれも疼痛誘発試験であるので，疼痛が強いときにはこれらの手技を無理に行う必要はない．注意すべき点は，これらの誘発試験は頚椎椎間板ヘルニアという疾患に特異的な手技ではなく，神経根障害や脊髄障害という病態に特異的な手技であることである．

Spurling test（p.44，図3参照）：疼痛やしびれを訴えている患側に対し，頭部を後側方へ圧迫し軸圧を加える．障害されている神経根の支配領域に疼痛やしびれ感が放散する場合を陽性とする．

Jackson head compression test（図1）：頭部をやや後屈し，下方へ圧迫し軸圧を加える．障害されている神経根の支配領域に疼痛やしびれ感が放散する場合を陽性とする．

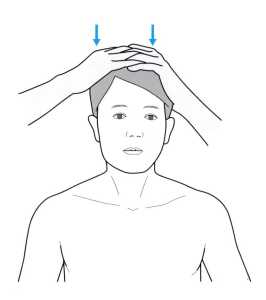

図1 Jackson head compression test
頭部をやや後屈し，下方へ圧迫し軸圧を加える．障害されている神経根の支配領域に疼痛やしびれ感が放散する場合を陽性とする．

Jackson shoulder depression test（図2）：頭部を健側に側屈させ，患側の肩を下方へ押し下げる。障害されている神経根の支配領域に疼痛やしびれ感が放散する場合を陽性とする。

②神経根障害に対する疼痛軽減テスト

Shoulder abduction release testがある。このテストの特異度は高いが，感度は必ずしも高くないとされる。

Shoulder abduction release test（図3）：患側の上肢を頭部より挙上させ，手を頭頂部に置くと，患側の疼痛やしびれ感が軽減した場合を陽性とする。

③脊髄障害に対する誘発テスト

Lhermitte徴候（図4）：頚椎を前屈させると上肢や背中，あるいは腰部へ電撃痛が放散する場合を陽性とする。頚椎椎間板ヘルニアによる脊髄症以外にも，多発性硬化症など，さまざまな疾患で陽性となり，疾患特異性はない。

・神経学的所見

病態から，神経学的所見は神経根障害と脊髄障害に分けられる。一方，神経学的所見からみると，頚椎椎間板ヘルニアに特有な神経学的所見はない。上肢や下肢などに生じた症状の部位や種類から，障害部位の高位診断と横位診断を行う。高位診断では，知覚障害，運動麻痺，および深部反射から，脊髄の障害高位の診断を行う。同様に，横位診断では，温痛覚障害（側索），位置覚・振動覚障害（後索），運動障害（錐体路または前根）の存在の有無により，脊髄の横断面における障害部位を診断する。

神経学的所見については，「Ⅱ 診察の進め方−理学所見の評価」(p.40)を参照されたい。

トピックス−神経学的診断を行う場合に間違えやすい点

頚椎は7つ，脊髄分節（髄節）は8つ，脊髄神経は1つの脊髄分節から左右1対出るので，頚神経は左右8つ存在する。

なお，頚椎疾患を扱うとき，C（cervicalの頭文字）をよく使う。例えば，第5頚椎，第5頚髄，第5頚神経（頚神経根）はすべてC5とよばれ，記述される。このため，C5とよばれ，記述されるときは，椎骨，脊髄（髄節），脊髄神経（神経根）のうちどれを指しているかは，その病態や文脈から推測する必要がある。

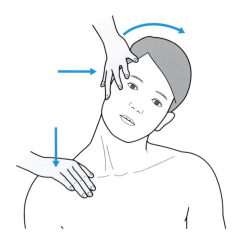

図2　Jackson shoulder depression test
頭部を健側に側屈させ，患側の肩を下方へ押し下げる。障害されている神経根の支配領域に疼痛やしびれ感が放散する場合を陽性とする。

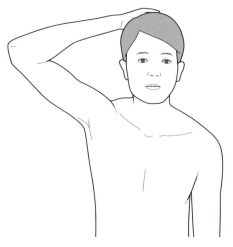

図3　Shoulder abduction release test
患側の上肢を頭部より挙上させ，手を頭頂部に置くと，患側の疼痛やしびれ感が軽減した場合を陽性とする。

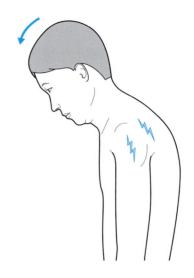

図4　Lhermitte 徴候
頚椎を前屈させると上肢や背中，あるいは腰部へ電撃痛が放散する場合を陽性とする。

・その他の所見

　頚髄症患者に認められる手の症候はmyelopathy handといわれ，頚髄症の診断と重症度の判定に重要である。この所見も頚椎椎間板ヘルニアという疾患に特異的な徴候ではなく，脊髄障害という病態に特異的な徴候であることに留意すべきである。10秒テスト（grip and release test）では20回以下，finger escape signでは小指外転保持に始まり，重症になるほど中指へと内転や伸展保持が拡大する。

画像所見

・単純X線（図5）

　頚椎椎間板ヘルニアに特異的な単純X線像の所見はない。頚椎症としての変形性変化（正面像でのLuschka関節の変形性変化，側面像での椎間板腔の狭小化と骨棘形成，斜位像での椎間孔狭小化）を認めることがある。しかし，加齢性の変化は頚椎症性神経根症や頚椎症性脊髄症よりは軽度である。脊柱管前後径12mm以下の発育性脊柱管狭窄では，ごく小さな椎間板ヘルニアでも神経症状を呈しやすい。

・MRI（図6）

　MRIはヘルニア塊の描出に優れる。T1強調像では，ヘルニア塊による脊髄実質の圧迫の有無を観察することができる。T2強調像では，髄核の水分は白く描出されるため，新たに発生したヘルニア塊がよく描出される。また，脳脊髄液が白く描出されるので，くも膜下腔での圧迫状況が把握できる。

・脊髄造影と脊髄造影後CT

　くも膜下腔の穿刺，造影剤の使用，そしてX線被ばくといった侵襲的な検査であり，MRIでの画像検査が不十分の場合に行うことがある。硬膜管や根糸，あるいは根囊部への圧迫の存在を明瞭に描出することができる。

・椎間板造影と椎間板造影後CT

　椎間板内へ造影剤を注入し，椎間板ヘルニアを直接描出する方法である。椎間板腔の穿刺と感染症発症の可能性，造影剤の使用，そしてX線被ばくといった侵襲的な検査であり，MRIでの画像検査が不十分の場合に行うことがある。

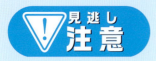
見逃し注意 MRIの正中矢状断像だけをみていては，椎間板ヘルニアの存在を見逃がすときがある（図7）。傍矢状断像や横断像をまんべんなく観察する必要がある。

最終診断（図8）

まず，自覚症状と身体所見による臨床症状から，頸椎症，神経根症，および脊髄症のどれかであるかを診断する。一方，画像診断で椎間板ヘルニアの存在を確認する。これは臨床症状にかかわらず画像上で頸椎椎間板ヘルニアが存在すれば，広義の椎間板ヘルニアと診断される。さらに，椎間板ヘルニアの存在高位で臨床症状（神経症状）が説明できるかを判断する。椎間板ヘルニアの存在高位で臨床症状（神経症状）が説明できれば，狭義の椎間板ヘルニアと診断される。病態と合わせた診断の呼称は，「頸椎椎間板ヘルニアによる神経根症（障害）」または「頸椎椎間板ヘルニアによる脊髄症（障害）」となる。

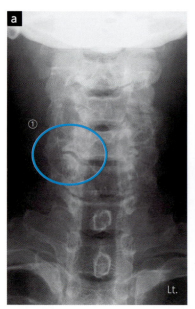
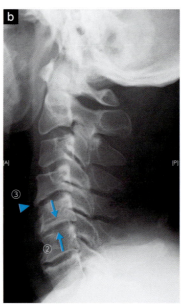
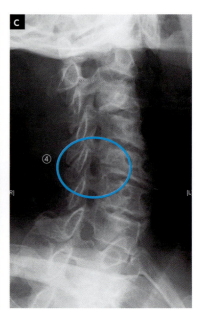

図5 頸椎椎間板ヘルニア症例の頸椎単純X線像
頸椎椎間板ヘルニアに特徴的な単純X線像はない。症例によって，加齢性変化はまちまちである。
①Luschka関節の変形性変化，②椎間板腔の狭小化，③骨棘形成，④椎間孔狭小化。
a：正面像
b：中間位側面像
c：斜位像

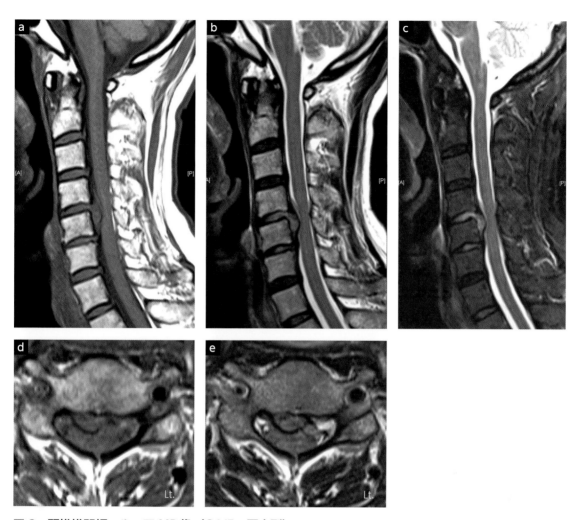

図6　頚椎椎間板ヘルニア MR像（C4/5，正中型）

MRIはヘルニア塊の描出に優れるので，今や画像上の椎間板ヘルニア診断に必須な検査である。
a：T1強調画像正中矢状断像
b：T2強調画像正中矢状断像
c：STIR矢状断像
d：T1強調画像横断像（C5頭側椎体終板高位）
e：T2強調画像横断像（C5頭側椎体終板高位）

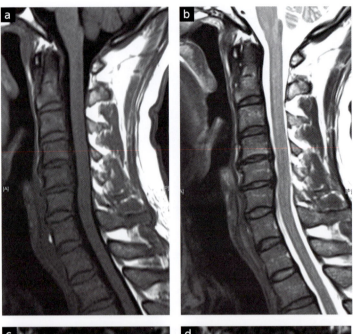
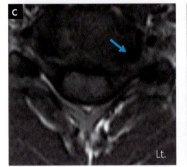
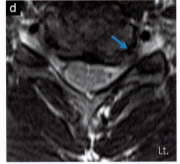

図7 頚椎椎間板ヘルニア MR像（C5/6，外側型）

正中矢状断像では，はっきりした椎間板ヘルニアは見出せない（a，b）。一方，椎間板高位での横断像では，左椎間孔部に突出した椎間板ヘルニア（矢印）を認める（c，d）。
a：T1強調画像正中矢状断像
b：T2強調画像正中矢状断像
c：T1強調画像横断像（C5/6椎間板高位）
d：T2強調画像横断像（C5/6椎間板高位）

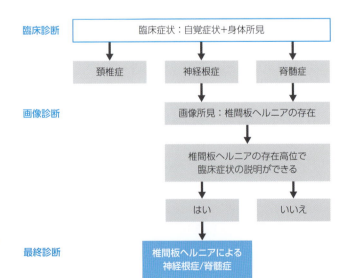

図8 頚椎椎間板ヘルニアの診断フローチャート

あくまで，臨床診断と画像診断を併せてはじめて頚椎椎間板ヘルニア（狭義）と最終診断される。画像上の椎間板ヘルニアは必ずしも症状を呈しているわけではないので，臨床診断なしの画像診断だけが一人歩きすることは，厳に慎むべきである。

頚椎 胸椎 腰椎

治療

STEP 1 治療戦略(図9)

　自覚症状や身体所見におけるADL(activity of daily living)障害の程度とその障害を生じている病態(頚椎症,神経根症,脊髄症),治療法の合併症や副作用の重篤度と頻度,あるいは治療後の改善の見込みの程度,そして,個人の希望や早期社会復帰の必要性,あるいは治療法選択における個人のもつ合併症の影響などを広く勘案して治療方針を決める。基本的には,頚椎症状で手術に至ることはまれであり,保存療法のよい適応である。

　一方,神経根症状や脊髄症状も保存療法が選択されるが,ADL障害が強いときには手術療法が選択される。一般に,神経根症状は保存療法が奏効することが多いが,脊髄症状は経時的に症状が進行することが多いとされ,手術に至る場合が多いとされる。特に脊髄症状が急速に進行する場合,例えば,重篤な歩行障害や排尿障害が出現した場合は,保存療法は行わず,手術療法を早期に選択する。

STEP 2 保存療法

・薬物療法(表1)

　疼痛のメカニズムの理解が進み,疼痛の発生機序から,①侵害受容性疼痛,②神経障害性疼痛,そして,③心因性疼痛の3つに疼痛を大別することができる。脊椎疾患による疼痛は,実臨床では,厳密に侵害受容性疼痛と神経障害性疼痛に分類することは困難であり,両者が重複している混合性疼痛と分類されることが多い。

侵害受容性疼痛

　侵害受容性疼痛とは,侵害刺激(機械的刺激,熱刺激,冷刺激,あるいは化学的刺激など)によってブラジキニンなどの発痛物質が産生され,末梢の

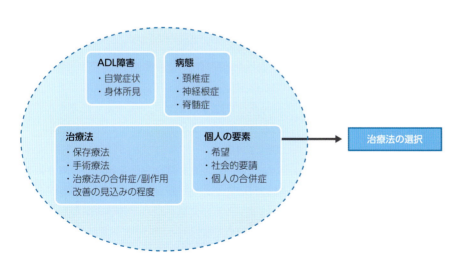

図9　頚椎椎間板ヘルニアの治療戦略
自覚症状や身体所見におけるADL障害の程度,病態(頚椎症,神経根症,脊髄症),治療法の合併症や副作用の重篤度と頻度,あるいは治療後の改善の見込みの程度,そして,個人的要素を広く勘案して治療方針を決める。

表1 疼痛の発生機序からみた薬物療法の選択

発生機序から痛み（しびれを含む）は、侵害受容性疼痛と神経障害性疼痛に分類される。
頚椎椎間板ヘルニアによる疼痛は、両者が合わさった形である混合型疼痛に分類される。
両者の割合は、症例ごとに異なる。

	症状	第1選択	第2選択	第3選択
侵害受容性疼痛	頚部痛	NSAIDs アセトアミノフェン	トラマドール/アセトアミノフェン配合薬 トラマドール	フェンタニル貼付薬 ブプレノルフィン貼付薬
神経障害性疼痛	上肢痛・しびれ感（異常感覚）	プレガバリン デュロキセチン	トラマドール/アセトアミノフェン配合薬 トラマドール ワクシニアウイルス接種家兎炎症皮膚抽出液	フェンタニル貼付薬 ブプレノルフィン貼付薬

自由神経終末が刺激され生じる痛みである。生体防御反応や局所の炎症に関係する痛みであり、頚椎椎間板ヘルニアでいえば、頚椎症状の初期の疼痛が侵害受容性疼痛と考えることができる。従って、疼痛が生じた初期の薬物療法の第1選択は非ステロイド性抗炎症薬（nonsteroidal anti-inflammatory drugs；NSAIDs）であることは、疼痛の発生機序から考えてもきわめて合理的である。ほかには、安全性という観点から、作用機序は不明であるが中枢性の鎮痛作用を有すると考えられているアセトアミノフェンを使用する。NSAIDsやアセトアミノフェンでの疼痛コントロールが不能なときは、トラマドール/アセトアミノフェン配合薬やトラマドールを使用する。慢性期に至っても疼痛コントロール不良時には、フェンタニル貼付薬やブプレノルフィン貼付薬を使用することもある。

神経障害性疼痛

神経障害性疼痛とは、神経の損傷や機能異常に伴い生じる痛みで、しばしばさまざまな知覚障害を伴う。頚椎椎間板ヘルニアでいえば、神経根症や脊髄症における疼痛やしびれ感（異常感覚）が神経障害性疼痛に該当する。神経障害性疼痛の薬物療法の第1選択はプレガバリンやデュロキセチンである。世界的にはガバペンチンも神経障害性疼痛の第1選択とされているが、わが国においては、ガバペンチンは他の抗てんかん薬で十分な効果が認められないてんかん患者の部分発作（二次性全般化発作を含む）に対する抗てんかん薬との併用療法としか認めておらず、神経障害性疼痛に対する保険適用はない。プレガバリンやデュロキセチンでの疼痛コントロールが不能なときは、わが国で策定された『神経障害性疼痛薬物療法ガイドライン 改訂第2版』（2016年6月）では、トラマドール/アセトアミノフェン配合薬やトラマドール、あるいはワクシニアウイルス接種家兎炎症皮膚抽出液を使用するとされている。慢性期に至っても疼痛コントロール不良時には、フェンタニル貼付薬やブプレノルフィン貼付薬を使用することもある。

心因性疼痛

心因性疼痛とは、痛みを引き起こすと考えられる器質的疾患が明確ではなく、不安や抑うつなどの心理的荷重が疼痛の発現や持続に影響していると考えられる疼痛である。疼痛が遷延してくると、多かれ少なかれ心理的要素が関与してくるので注意は必要である。少量の抗うつ薬や抗不安薬が奏効することがある。

その他、実臨床では筋弛緩薬や外用薬、あるい

は漢方薬がしばしば単独または併用で使用されていることがあるが，治療効果に対するエビデンスは示されていない。

・ブロック療法

疼痛が強い神経根障害に対して，硬膜外ブロックや神経根ブロックが行われる。神経根ブロックは，治療だけではなく罹患神経根の同定にも有用である。従来は，神経根ブロックではねらった神経根に確実に薬剤が投与されていることを確認するために造影剤を用いた神経根造影が併用されていたが，最近はエコーガイド下にブロックを行うという報告もある。また，罹患神経根の同定を目的とせず，腕神経叢ブロックや星状神経節ブロックが行われることもある。

・その他の保存療法

頚部の局所安静を目指す頚椎カラーや頚椎持続牽引は，有効である可能性がある。一方，頚椎間欠的牽引療法のエビデンスは少なく，有効性の検証はなされているとはいいがたい。現時点では，まずは患者が希望すれば頚椎カラーの装着を試してみて，症状の軽減が得られているのであれば継続，そうでない場合は，無理に装着に固執する必要はないという程度の対応でよいと思われる。頚椎持続牽引は，入院を要する治療法であり，その適応となる患者はきわめて少ないと思われる。

保存療法 → 手術療法 のターニングポイント

頚部痛だけで手術療法を選択する場合はきわめてまれである。一方，神経根障害や脊髄症では，一般にはADL障害に対して，手術療法を受けてでも症状改善を望む場合が保存療法から手術療法へ切り替えるタイミングとなる。一般には，十分な保存療法を3カ月行い，ADL障害に対して手術による症状悪化予防や症状改善効果が期待される場合，手術療法を考慮する。

STEP 3 手術療法

基本は，ヘルニアの摘出である。一般的には，前方から椎間板を摘出し，自家腸骨を移植する前方除圧固定術が基本的術式として行われている。移植骨の脱転や圧潰を予防するため，プレートを併用することがある。最近は，自家腸骨の代わりに，人工骨やcageとよばれる人工の内固定材や人工椎間板を使う報告がある。

後方法としては，外側型椎間板ヘルニアに対して，後方からの摘出を行うことがある。また，椎弓形成を行い，脊髄を全体的に後方へ移動させることで，間接的な除圧を図る方法も報告されている。

〈大谷晃司〉

文献

1) 島田洋一．頚椎椎間板ヘルニア．綜合臨牀 2006;55:2305-9.
2) 山崎正志．頚椎椎間板ヘルニア．日医師会誌 2015;144:S157-9.
3) 神経障害性疼痛薬物療法ガイドライン改訂第2版．一般社団法人日本ペインクリニック学会神経障害性疼痛薬物療法ガイドライン改訂版作成ワーキンググループ・編．東京；真興交易(株)医書出版部；2016.

Ⅲ 疾患別治療法

頚椎
関節リウマチに伴う頚椎病変

　関節リウマチ（rheumatoid arthritis；RA）では，運動器の障害によって日常生活動作（activity of daily living；ADL），ひいては生活の質（quality of life；QOL）の低下が起きやすい[1]。全身の関節に炎症性破壊性病変をきたすが，四肢関節のみならず，滑膜関節が存在する脊椎椎間関節や環軸関節にも病変を生じる。好発部位は頚椎で，特に上位頚椎病変は脊髄や脳幹部の障害によって生命予後に影響を及ぼす場合もある。近年，生物学的製剤の使用によりRAに対する薬物療法は飛躍的な発展を遂げているが，RAに伴う頚椎病変（RA頚椎病変）に対する手術を要する症例は少なからず存在する。
　本項では，RA頚椎病変の診断・治療について概説する。

関節リウマチ
rheumatoid arthritis（RA）

Profile　RA頚椎病変は，大きく環軸椎病変と中下位頚椎病変に分けられる。病初期は環軸椎亜脱臼（atlantoaxial subluxation；AAS）を示すが，次第に垂直性亜脱臼（vertical subluxation；VS）に進行し，中下位頚椎では軸椎下亜脱臼（subaxial subluxation；SAS）を呈する。進行性の経過を辿り，複数の病態が混在するため適切な診断と治療が必要である。

診断

臨床症状

　初期の段階では，関節破壊に伴う頚部痛，頚部運動制限などの局所症状が主体である。AASが生じると，環軸関節不安定性に起因するC2神経根由来の後頭神経痛の頻度が高い。AASの進行に伴い脊髄の圧迫が生じ，手指のしびれや巧緻運動障害，四肢の知覚障害や運動障害，歩行障害といった脊髄症状を呈するようになる。VSによって上位脊髄や延髄が圧迫されると，嚥下障害や構音障害，呼吸障害などの重篤な症状を呈するようになり，突然死も起こりうる。また，椎骨脳底動脈潅流障害によるめまいも注意すべき症状である。

理学所見

　上位脊髄障害によって上下肢の腱反射は亢進し，Hoffmann反射やTrömner反射といった異常反射が出現する。一方，RA患者は手指の変形や四肢関節の変形によりmyelopathy handや上下肢

筋力の評価が困難な場合も少なくない。脊髄症の重症度を表す指標として，Ranawat分類が用いられている（**表1**）。

画像診断

・単純X線

単純X線像は，RA頸椎病変のスクリーニングに有用である。通常の頸椎2方向（正面・側面）撮影に加えて，頸椎不安定性評価のために前後屈機能撮影，環軸関節評価のために開口位撮影を行う。

AASの指標として，環椎前弓後縁と歯突起前縁との距離である環椎歯突起間距離（atlantodental interval；ADI）を計測する（**図1**）。ADIが3mm

表1 脊髄症におけるRanawat分類

Class Ⅰ	神経症状なし
Class Ⅱ	自覚的な筋力低下，しびれ
Class Ⅲ	他覚的な筋力低下，錐体路症状
Ⅲ A	歩行可能
Ⅲ B	歩行不能

以上を亜脱臼ありと診断する。また，歯突起後縁と環椎後弓前縁との距離である有効脊柱管前後径（space available for spinal cord；SAC）を計測する（**図1**）。SACが13mm以下の場合には脊髄障害発生の危険性が高い。

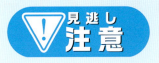
環軸関節の破壊が少ない症例では，前屈位像でのみADIが3mm以上に開大することがあり，中間位像だけでは見逃す可能性があり注意を要する（**図2**）。

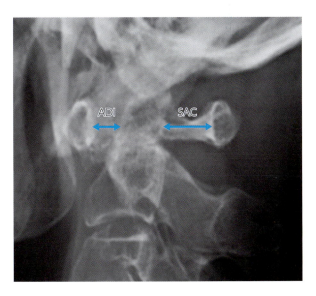

図1 頸椎単純X線側面像による環軸椎亜脱臼の評価
ADI：atlantodental interval（環椎歯突起間距離）
SAC：space available for spinal cord（有効脊柱管前後径）

VSでは歯突起先端の上方化を生じるため，環椎と軸椎の関係性のみならず頭蓋骨と軸椎の関係性を評価する計測法が用いられる．Ranawat値は，環椎前弓と後弓を結んだ中心線と軸椎椎弓根中心部との距離を計測したものである（図3）．13mm未満をVSとする．Redlund-Johnell値は，McGregor線（硬口蓋と後頭骨下縁を結んだ直線）から軸椎椎体下縁中央までの距離を計測したものである（図4）．男性で34mm未満，女性で29mm未満をVSとする．

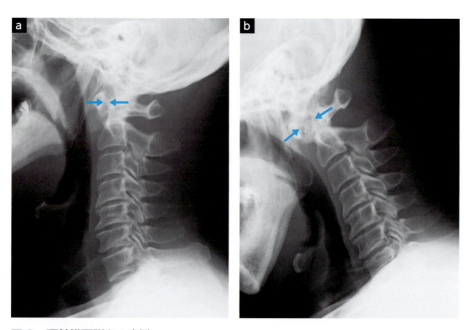

図2　環軸椎亜脱臼の症例
中間位ではADIの開きが小さいが（a，矢印），前屈位ではADIの開きが著しい（b，矢印）．
中間位のみでは亜脱臼を見逃す可能性がある．

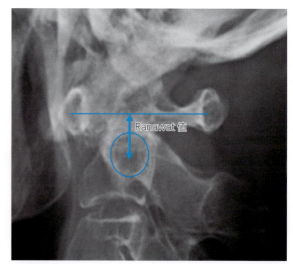

図3　頸椎単純X線側面像による環軸椎垂直亜脱臼の評価
環椎前弓と後弓を結んだ中心線（青線）と軸椎椎弓根（丸印）中心部との距離を計測する．Ranawat値（矢印）が13mm未満を垂直亜脱臼とする．

SASでは関節炎の進行に伴って椎間関節破壊による関節面の水平化や棘間靱帯機能不全を生じ，これに椎間板や椎体終板の侵食が加わって椎体のすべりが生じる．変形性脊椎症に比較すると，骨棘形成が少ないことが特徴である（図5）．

・MRI

MRIは，脊髄や延髄の圧迫，脊髄内T2高信号の存在，歯突起周囲のパンヌスなど軟部組織の評価に適している（図6）．

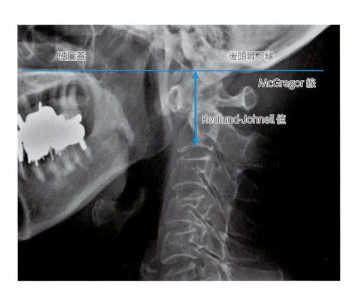

図4　頚椎単純X線側面像による環軸椎垂直亜脱臼の評価

McGregor線（硬口蓋と後頭骨下縁を結んだ直線）から軸椎椎体下縁中央までの距離を計測する（Redlund-Johnell値）．男性で34mm未満，女性で29mm未満をVSとする．

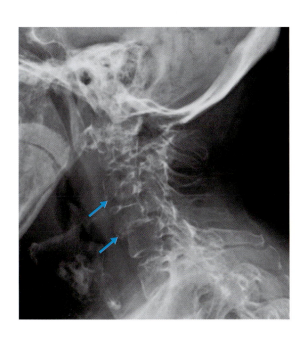

図5　頚椎単純X線側面像による軸椎下亜脱臼の評価

骨棘形成を伴わない階段状の椎体すべり（矢印）を認める．本症例は，環軸椎亜脱臼（atlantoaxial subluxation；AAS）およびVSを伴っている．

・CT

骨破壊の詳細な把握にはCT再構築像が有用である。軸椎椎体部で横凸孔が内上方に偏位するため、椎骨動脈 (vertebral artery；VA) が通常よりも内上方を走行する high-riding VA は、RA患者の70.2%（非RA患者の約4.7倍）に存在すると報告され、RA患者ではVAの走行異常を呈することが多い[2]。後述する椎弓根スクリュー (pedicle screw；PS) を用いた手術では、PS挿入に伴いVAを損傷する危険性があるため、造影後CTによる血管評価はきわめて重要かつ必須である (図7)。

> **これで確定診断!**
>
> 前述した臨床症状および理学所見からRA頚椎病変の存在を疑った場合、各種画像検査によって環軸椎病変および中下位頚椎病変の有無を評価する。頚椎単純X線前後屈機能撮影は特にAASの評価に、MRIは脊髄圧迫や軟部組織の評価に、CTは骨破壊やhigh-riding VAの評価に有用で、手術療法に際してはすべての画像検査が必須である。これらを総合してRA頚椎病変の確定診断を行う (図8)。

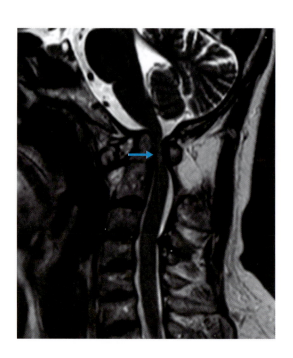

図6 環軸椎亜脱臼と垂直亜脱臼合併例のMRI T2強調矢状断像

AASおよびVSによって脊髄が著明に圧迫され、脊髄内にT2高信号領域を認める (矢印)。

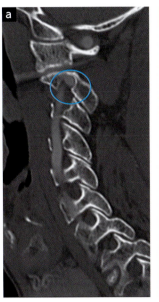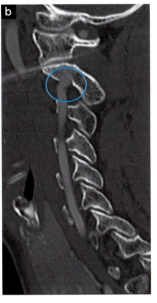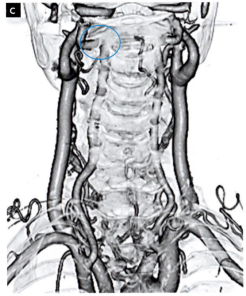

図7 造影後CTによる椎骨動脈（vertebral artery；VA）評価
a：矢状断像では，左high-riding VAを認める（丸印）．
b：右VAの走行は正常である（丸印）．
c：3D-CTでは骨と血管との関係を詳細に把握でき，左VAは右VAに比べ内上方を走行している（丸印）．

図8 RA頚椎病変の確定診断フローチャート

RA患者の臨床症状および理学所見からRA頚椎病変の存在を疑った場合，各種画像検査によって環軸椎病変および中下位頚椎病変の有無を評価する．頚椎単純X線前後屈機能撮影はAASの評価に，MRIは脊髄圧迫や軟部組織の評価に，骨破壊やhigh-riding VAの評価にはCTが有用である．確定診断のためには，これらを総合して評価することが重要である．

臨床症状，理学所見

- 頚部痛，頚部運動制限，後頭神経痛，手指のしびれ・巧緻運動障害
- 嚥下障害，構音障害，呼吸障害
- 上下肢腱反射の亢進，異常反射の出現

↓

画像検査

頚椎単純X線
　ADI≧3mm=AAS
　Redlund-Johnell値が男性で34mm未満，女性で29mm未満=VS
　椎体のすべり=SAS

MRI
　脊髄や延髄の圧迫，脊髄内信号変化，パンヌス

CT
　骨破壊，high-riding VA

鑑別診断

RA頸椎病変の診断は，すでにRAの診断がついている症例に対して行われる場合が多いと考えられる。一方で，RA以外にAASを生じる疾患として，脳性麻痺，Down症候群，軟骨無形成症，歯突起形成不全および頸椎外傷などが挙げられる。いずれも背景にある疾患を把握することが重要である（図9）。

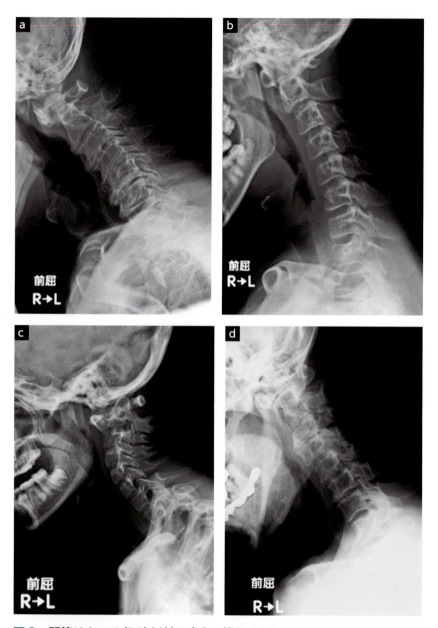

図9　関節リウマチ（RA）以外の疾患に伴うAAS
a：脳性麻痺に伴うAAS
b：軟骨無形成症に伴うAAS
c：歯突起形成不全に伴うAAS
d：頸椎外傷に伴うAAS

治療

STEP 1 治療戦略

- **RAの罹患歴，疾患活動性，頚椎病変の評価**

　治療戦略を立てるうえで，RA頚椎病変の自然経過を知ることは重要である。

　Fujiwaraら[3]は，平均10.2年の経過観察期間でRA頚椎病変の有病率は29％から57％に上昇したと報告している。この報告は，わが国においてRAに対する薬物療法にメトトレキサートや生物学的製剤が導入される以前のものである。

　Kaitoら[4]は，生物学的製剤を投与したRA患者における頚椎病変の検討を行い，平均3.9年の経過観察期間で頚椎障害の新規発症が7％に抑制されるものの，すでにAASが存在する症例では79％の症例で，VSが存在する症例では72％の症例で頚椎病変の進行を認めたと報告している。

　RAの疾患活動性が良好にコントロールされていない場合には頚椎病変の進行が危惧されるため，適切な薬剤選択が重要となる。すなわち，RAの罹患歴，疾患活動性，投薬内容の変遷などとともに，頚椎病変の有無とその変化を十分に把握する必要がある。

STEP 2 保存療法

　関節破壊に伴う頚部痛やC2神経根由来の後頭神経痛に対しては，非ステロイド性抗炎症薬（nonsteroidal anti-inflammatory drugs；NSAIDs）や神経障害性疼痛治療薬の投与を行う。

　装具療法は頚椎の制動効果による症状緩和を目的とするが，進行した頚椎病変では頚椎が短くなるため，装具の縁の部分による皮膚障害に注意する必要がある。

保存療法 → 手術療法 のターニングポイント

　保存療法抵抗性の強い疼痛の存在や，脊髄障害が発生した場合には手術療法を考慮する。特に脊髄障害が発生した場合，頚椎病変の進行とともに重症化することが予想され，早期の手術介入が望ましい。ただし，RAは全身疾患であり，併存する心機能障害や呼吸機能障害，腎機能障害を適切に評価することや，術前の他科コンサルテーションが重要である。また，RAに併存する輪状披裂関節炎や小顎症によって，全身麻酔導入時あるいは抜管後の呼吸困難に対する再挿管時に挿管困難となる場合もあるため[5]，麻酔科との情報共有も重要である。

STEP 3 手術療法

　RA頚椎病変に対する手術は，関節破壊による不安定性に対する脊椎固定術と脊髄障害に対する除圧術の2つが基本となる。

- **AASに対する手術**

　後屈位で整復可能なAASに対しては環軸関節を貫通させるスクリュー固定（Magerl法）が行われてきたが，VA損傷の危険性から前述のhighriding VAの症例への適応に限界があった。近年では環椎外側塊スクリューと軸椎PSを用いた固定術が導入され，術中にある程度の整復を得ることができるため広く行われている（図10a）。また，high-riding VAの症例に対してもPSを併用することで，VA損傷の危険性を減らすことができる。

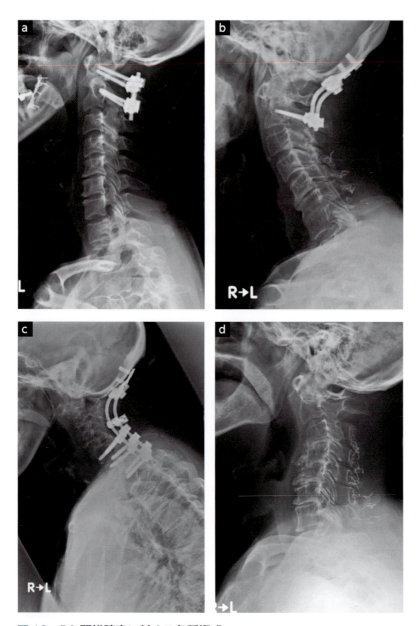

図10　RA頚椎障害に対する各種術式
a：環軸椎亜脱臼単独例に対する環椎外側塊スクリューと軸椎椎弓根スクリュー（pedicle screw；PS）を用いた後方固定術。
b：環軸椎亜脱臼＋垂直亜脱臼例に対する後頭骨から軸椎までの方向固定術。
c：重度RAに伴う環軸椎亜脱臼＋垂直亜脱臼＋軸椎下亜脱臼例に対する後頭骨から上位胸椎までの後方固定術。
d：軸椎下亜脱臼例に対する椎弓形成術。

・VSに対する手術

　後頭骨と軸椎の間を広げるため，後頭骨から軸椎までの固定術を行う（**図10b**）．ただし，術後に中下位頸椎への力学的ストレスによる隣接椎間障害も懸念されるため，SASを伴う症例では後頭骨から上位あるいは中位胸椎までの広範囲な固定が行われる場合もある（**図10c**）．

・SASに対する手術

　脊柱管狭窄例では椎弓形成術が行われるが（**図10d**），AASやVSに対する固定術と同時に行われる場合もある．

（鈴木智人，高窪祐弥，高木理彰）

文献

1) Smolen JS, Aletaha D, McInnes IB. Rheumatoid arthritis. Lancet 2016；388：2023-38．
2) Miyata M, Neo M, Ito H, et al. Is rheumatoid arthritis a risk factor for a high-riding vertebral artery? Spine (Phila Pa 1976) 2008；33：2007-11．
3) Fujiwara K, Owaki H, Fujimoto M, et al. A long-term follow-up study of cervical lesions in rheumatoid artiritis. J Spinal Disord 2000；13：519-26．
4) Kaito T, Ohshima S, Fujiwara H, et al. Predictors for the progression of cervical lesion in rheumatoid arthritis under the treatment of biological agents. Spine (Phila Pa 1976) 2013；38：2258-63．
5) Wattenmaker I, Concepcion M, Hibberd P, et al. Upper-airway obstruction and perioperative management of the airway in patients managed with posterior operations on the cervical spine for rheumatoid arthritis. J Bone Joint Surg Am 1994；76：360-5．

Ⅲ 疾患別治療法

頚椎
頚椎の外傷

　脊椎・脊髄外傷が単独で生じていることは比較的まれであり，常に合併損傷の存在を念頭に置き，初期診断と治療を行う必要がある．特に頚椎損傷では，頭部外傷の合併に注意する．損傷頚椎の初期治療は脊髄麻痺の予後を左右するため慎重に行う必要がある．本項では，頚椎損傷の診断のポイント（問診，理学所見，神経学的所見と画像所見）と治療戦略（保存療法と手術療法）について述べる．

頚椎の外傷
cervical injury

Profile　頚椎損傷は，交通事故，スポーツ外傷などにより機械的外力が頚椎に加わることによって発生する．外力の強さやその方向により，頚部捻挫から頚椎の脱臼・骨折までさまざまな損傷形態を示す．重要なことは脊髄損傷の合併の有無であり，一般的には頚椎の損傷に伴い発生するものである．しかし，高齢者人口の増加によりX線像上明らかな骨傷のない脊髄損傷例も増加している．従って頚椎の外傷では，詳細な病歴，全身状態の評価，神経障害の評価，合併損傷の評価を早急かつ適切に行うことが重要である．

診断

問診

　患者本人あるいは付き添い者に事故の状況を聞き出し，外力の大きさや方向から受傷機転を推測する．受傷時の意識障害の有無は重要であり，意識障害があれば呼吸状態から頚髄損傷の麻痺の程度や高位を推測する必要がある．意識がない場合は，第三者による観察・評価で上肢や下肢の自動運動があったか否かが高位診断の助けになる．意識が正常である場合には，受傷機転や四肢の自動運動が可能か不可能か，疼痛部位などを聞き出し，全脊柱の視診・触診を順次行うことで損傷部位を推測することが可能である．

理学所見

・**全身所見**

　一般的な救急外傷と同じく，呼吸状態，血圧，挫傷の有無などをチェックし，異常があればその応急処置を行うことが必須である．頭部・胸部・腹部の外傷の有無，皮膚損傷の部位や種類を検索する．顔面や頭部における外傷は，頚椎損傷のあ

る可能性を示す。さらに皮膚の挫傷の部位は，受傷機転を推測するうえで有用なことがある。挫傷が額にあれば頸椎伸展損傷による中心性頸髄損傷の可能性，頭頂にあれば圧迫損傷，後頭部にあれば屈曲損傷などである。

呼吸障害があればその原因が頸髄損傷によるものか，血胸や気胸による呼吸困難か鑑別する必要がある。頸髄損傷の場合，特にC4より中枢の頸髄損傷があれば横隔膜麻痺のために自発呼吸がない。C5以下の損傷では，肋間筋麻痺のために胸郭の動きがなく腹式呼吸を行っている。意識障害のある患者では，呼吸状態を注意深く観察することで脊髄損傷の有無と部位を推測できる。

また，自律神経障害により，低血圧，徐脈，麻痺性イレウス，過高熱あるいは低体温をきたすことがある。これらの合併症や合併損傷に対する一連の救命処置の後に神経学的検索を行う。

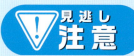

意識障害があるために頸髄損傷が見逃され，病院までの不適切な患者搬送などにより麻痺が増悪したり，新たに発生することがある。そのため意識障害患者では，搬送時に頸椎固定を行うなどの配慮が必要である。
頸髄損傷では，知覚障害がある場合に自動運動がなく，疼痛を訴えないために四肢の骨折を見逃してしまうことがあるので，皮下出血や腫脹などの全身の注意深い視診や触診も重要である。

神経学的診断

・患者評価

麻痺があるか否かの診断を行う。麻痺がないときは，画像診断により頸椎損傷の有無を確認して治療方針を立てる。

麻痺が認められるときは，その程度を完全麻痺か不完全麻痺か判断する。完全麻痺は損傷脊髄節以下の反射・運動・知覚機能が全廃した状態をいう。しかし，受傷直後には脊髄ショック（spinal shock）が起こるため，損傷高位以下のすべての脊髄反射が消失した状態になり，筋緊張低下や無反射という弛緩性麻痺を呈する。脊髄ショックからの回復の時期は，球海綿体反射または肛門反射の出現か，受傷後48時間の状態で判断する。球海綿体反射や肛門反射が出現した時点で，足趾運動の回復や肛門括約筋の収縮，肛門周囲の知覚回復が認められないときは完全麻痺と判断する。また，仙髄への索路は脊髄横断面において最も周辺部に位置するため，会陰部の知覚など前述の仙髄機能の遺残（sacral sparing）は不完全損傷の目安となりうる。

・頸髄損傷の神経学的評価と高位診断

神経学的な評価法として，Frankel分類が広く用いられている。この分類は麻痺の程度を機能評価するもので，complete（完全麻痺）からrecovery（完全回復）までをA～Eまでの5段階に分けている（**表1**）。

麻痺高位の検索には，American Spinal Injury Association（ASIA）のkey musclesやkey sensory points（**表2**）を参考にして，筋力や知覚の評価を行う。また，上肢・下肢の深部腱反射，表在反射や病的反射についても評価し，これらの神経学的評価の組み合わせから神経機能が残存している最下位の髄節を評価することが可能になる。

表1 Frankel 分類

A	Complete	感覚，運動ともに完全麻痺
B	Sensory only	感覚はある程度温存されているが，運動は完全麻痺
C	Motor useless	運動機能はあるが，実用的ではない
D	Motor useful	有用な運動機能が残存しており，歩行が可能である
E	Recovery	感覚，運動ともに正常である。異常反射が残っていてもよい

表2 神経学的評価に有用な key muscles

脊椎	筋肉	運動
C5	肘屈筋群	肘屈曲
C6	手関節背屈筋群	手関節伸展
C7	肘関節伸筋群	肘関節伸展
C8	指屈筋群	第3指遠位指節間関節屈曲
Th1	指外転筋群	小指外転
L2	股関節屈筋群	股関節屈曲
L3	膝関節伸展筋群	膝関節伸展
L4	足関節背屈筋群	足関節背屈
L5	母趾伸筋群	母趾伸展
S1	足底屈筋群	足関節底屈

- 頚髄損傷の横断的損傷部位による分類（図1）

頚髄損傷を脊髄横断的損傷部位から分類すると，①横断型，②中心型，③半側型，④前方型，⑤後方型に分類できる。

横断型脊髄損傷

頚髄がある高位で完全に損傷された結果，障害髄節以下の完全麻痺となる。

中心性脊髄損傷（central cord syndrome）

最も高頻度であり，高齢者人口の増加とともに近年増加している。頚髄の過伸展外力による損傷が多く，上肢症状が下肢症状よりも重症である。

脊髄半側損傷（Brown-Séquard 症候群）

典型例では，脊髄障害側と同側の運動麻痺と深部感覚障害（振動覚，位置覚），反対側の表在感覚障害（温痛覚）を生じる。

前部脊髄損傷（anterior cord syndrome）

損傷部位が前方に限局されているため運動機能は重度に障害されるが，深部感覚，振動覚，位置覚などの後索機能は保たれていることが特徴である。

後部脊髄損傷（posterior cord syndrome）

深部感覚，振動覚，位置覚などの後索障害が主である。頚椎の過伸展損傷でみられることがあるが，まれである。

画像診断

- 単純X線（図2）

神経学的診察後，基本的に前後像と側面像を撮影し，骨折や脱臼の有無を判定する。上位頚椎では，開口位前後像により歯突起の骨折の有無や環軸関節の状態を把握する。頚胸移行部は撮影が困難であり，一方の上肢を挙上位で撮影する swimmer 法が有用なことがある。ただし，昨今ではCT撮影により三次元画像や断層像を短時間で撮影することが可能であり，X線像で異常が疑われる場合や頚胸移行部の画像診断には，CTやMRIを早期に検査すべきである。X線撮影では，屈曲や伸展などの頚椎の動きを強制する撮影は避けるべきである。なお，高齢者などではX線像上，骨傷のない脊髄損傷も少なくないことに留意すべきである。

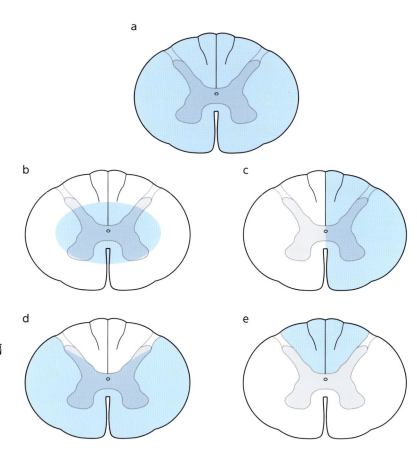

図1 頚髄損傷の横断的損傷部位による分類
a：横断型脊髄損傷
b：中心性脊髄損傷
c：脊髄半側損傷
d：前部脊髄損傷
e：後部脊髄損傷

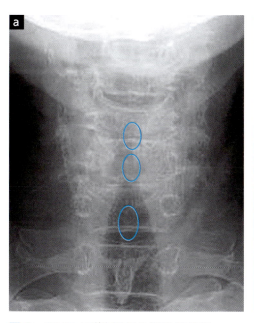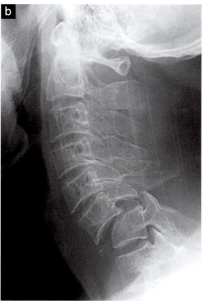

図2 C6/7の脱臼骨折の単純X線像
棘突起列の上下間隔のずれが認められる。
a：正面像
b：側面像

> **POINT**
>
> **撮影時**
>
> 頚椎側面像では肩関節が頭側へ挙上され，下位頚椎側面像を得ることが難しい場合が多く，撮影時に両上肢を尾側に牽引することで撮影が可能になることがある。
>
> **単純X線像の読影（表3）**
>
> 正面像では，棘突起列の左右へのずれ，上下間隔のずれなどに注意する。側面像では椎体のずれだけでなく，棘突起間の拡大や，椎間関節の片側脱臼例では左右の椎間関節の重なりのずれを見落とさないことが重要である。

表3 単純X線像読影の留意点

正面像	① 棘突起列の乱れ ② 椎体の変形 ③ 側方すべり ④ 側弯変形
側面像，斜位像	① 椎体の変形 ② 椎体のずれ（前縁，後縁） ③ 椎体の配列（角状後弯） ④ 左右の椎間関節のずれ ⑤ 軟部陰影の異常

・CT（図3）

　CT撮影は，環椎や軸椎などの上位頚椎の骨傷の有無，椎弓，関節突起部や外側塊部の骨折および脊柱管内への骨片の突出などの描出に優れている。最近では，比較的短時間で三次元像の3D-CTや断層像（multiplanar reconstruction；MPR像）が撮影可能であり，上位頚椎損傷や椎間関節脱臼などの診断に有用である。

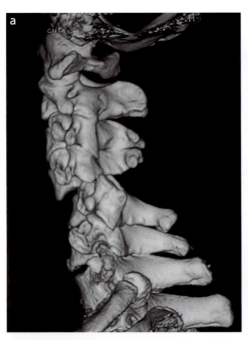 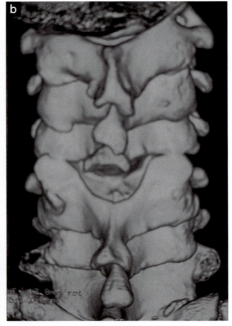

図3 両側椎間関節脱臼の3D-CT
C4/5で両側の椎間関節脱臼が認められる。
a：側面像
b：正面像

- MRI（図4）

矢状断像において，頚椎と頚髄損傷の初期診断や病状把握が可能である．椎間板の後方突出，硬膜外血腫，棘間靱帯損傷の有無，脊髄の髄内病変などの軟部組織の損傷を診断するうえで有用である．特に骨傷のない脊髄損傷では診断に不可欠である．また，椎間板の後方脱出の有無やT2強調像における髄内高輝度範囲は，手術法や除圧範囲を決めるうえで参考になる．

頚椎損傷の分類

- 上位頚椎損傷

環椎骨折（図5）

前弓骨折，後弓骨折，外側塊骨折，破裂骨折がある．頭部からの圧迫外力により発生し，前弓と後弓が各々左右で骨折したものを破裂骨折（Jefferson骨折）とよぶ．脊柱管は遠心性に拡大するので脊髄損傷は少ない．

軸椎骨折

①軸椎歯突起骨折（図6）：Anderson分類では骨折部位からⅠ型（剝離骨折），Ⅱ型（基部骨折），Ⅲ型（底部骨折）に分類されている．Ⅱ型は不安定型の骨折であるため偽関節となりやすく，手術療法の適応となる場合が多い．

②軸椎関節突起間骨折（hangman骨折，図7）：伸延外力により発生し，両側の椎弓根部（関節突起間部）が骨折して椎体と椎弓が解離し，脊柱管を拡大させる方向にあるため，脊髄損傷は少ない．治療法選択のためにLevine分類[3]が用いられることが多い．C2/3椎間のすべりが大きく，不安定型となれば手術療法の適応となる．

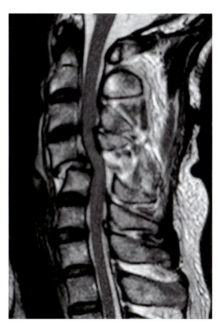

図4　MRI
C4/5レベルで脊髄が高度に圧迫されている．

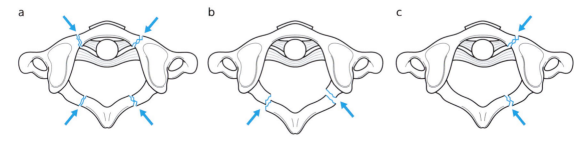

図5　環椎骨折
a：環椎破裂骨折（Jefferson骨折）
b：後弓骨折
c：外側塊骨折

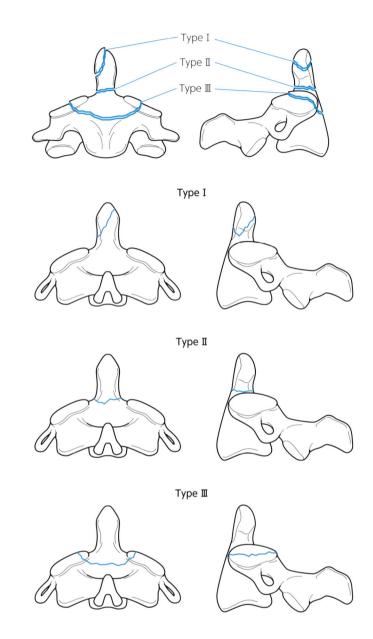

図6 軸椎歯突起骨折（Anderson分類）
Type Ⅰ：翼状靱帯の付着部剥離骨折
Type Ⅱ：歯突起基部骨折
Type Ⅲ：底部骨折

環軸関節脱臼

①前方脱臼：横靱帯が損傷されC1が前方に移動した結果，X線側面像において，環椎歯突起間距離（atlantodental interval：ADI）が3mm以上となる．後方の脊柱管前後径（space available for spinal cord：SAC）が，成人で14mm以下になると脊髄症状が出現する危険性があり，手術療法の適応となる．

②環軸椎回旋位固定：C1がC2歯突起を中心として回旋して固定された状態で，小児が斜頚（Cock Robin position）を呈する場合に考慮する．原因は，炎症，外傷など種々であり，誘因不明のものもある．

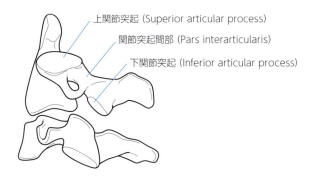
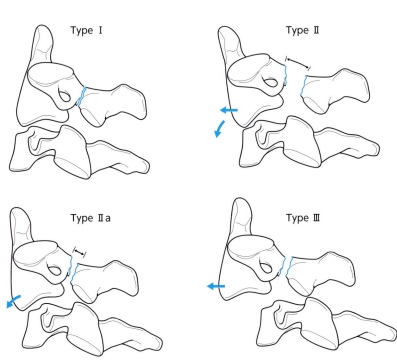

図7 軸椎関節突起間骨折（hangman骨折，Levine分類[3]）
Type Ⅰ：後弯変形なく，転位が3mm以下。
Type Ⅱ：後弯変形あり，転位が3mm以上。
Type Ⅱa：後弯変形が強いが，転位が軽度。
Type Ⅲ：後弯変形あり，転位が高度で椎弓骨折と片側性あるいは両側性のC2-3椎間関節脱臼を合併。

・中・下位頚椎損傷（C3-7）

受傷機転から6つに分類される（Allen-Ferguson分類，**図8**）。受傷機序を理解することは，安定型骨折か不安定型骨折の診断に有用であり，麻痺の有無と合わせて治療方針を決定するうえで参考になる。

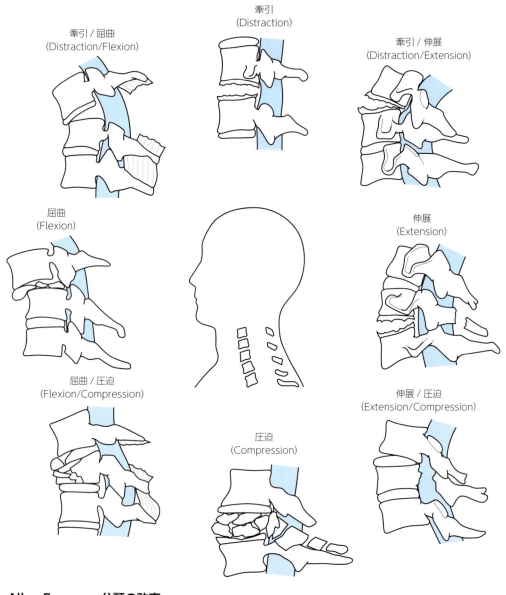

図8 Allen-Ferguson分類の改変

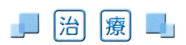

STEP 1 治療戦略

　循環・呼吸管理，次いで消化器と尿路の管理が重要である（図9）。頭部外傷や四肢・骨盤の合併損傷は少なくなく，生命に危険が及ぶ場合は，これらの治療が必要である。

　頚椎損傷に関しては，脊椎の不安定性損傷に対して脊椎を固定することにより，損傷された脊椎・脊髄に対して安静を保ち，二次的な脊髄損傷を避ける必要がある。さらに麻痺がある場合，脱臼や

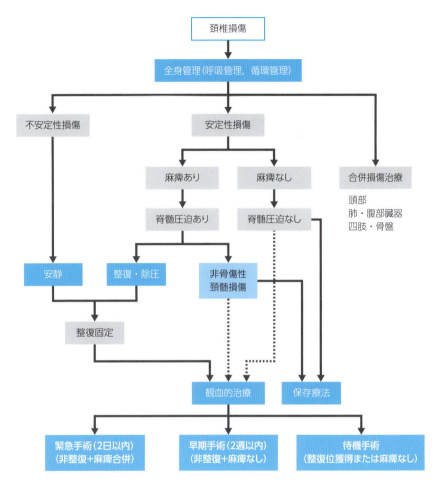

図9　急性期頚椎損傷患者の治療戦略

骨折により脊柱管内を占拠している骨片や椎間板ヘルニアによる脊髄の圧迫があるときは，脱臼の整復や圧迫性因子を除去して脊髄を除圧することを考慮する。頚椎の脱臼骨折の場合には，頭蓋直達牽引または観血的に可及的早期に整復位を得て，ハローベスト固定や内固定により脊椎の安定化を図ることが大切である。

一方，非骨傷性頚髄損傷に対しては，保存療法により経時的に改善が期待されることや，悪化する症例が少ないことから保存療法が基本である。しかし，高度脊髄圧迫例で重度麻痺や麻痺悪化があれば手術を考慮する。

STEP 2　保存療法

・固定

脊髄麻痺のない安定性損傷については，ハローベスト固定あるいは頚椎カラー固定による保存療法が適応になる。不安定性損傷に対しては，脊髄麻痺の有無あるいは麻痺の程度にかかわらず，早期に支持性を獲得させ，リハビリテーションを開始することを目的とした固定術の適応がある。

・薬物療法，再生医療

プレドニン®[コハク酸メチルプレドニゾロンナトリウムエステル（methylprednisolone sodium

succinate；MPSS）］は，現在わが国で唯一保険適用となっている脊髄損傷治療薬であり，二次損傷を抑制する作用があるとされる．しかし，脊髄損傷に対するMPSS大量療法は，その治療効果が近年疑問視され，副作用の観点から否定的な見解が増えており，安全かつ有効な治療法の策定は急務である．

新たにさまざまな研究が進められているが，薬物療法として，肝細胞増殖因子（hepatocyte growth factor；HGF），顆粒球コロニー刺激因子（granulocyte-colony stimulating factor；G-CSF）などの有効性が報告されている．また，自家培養骨髄間葉系幹細胞移植や人工多能性幹細胞（induced pluripotent stem cell；iPS細胞）由来神経幹・前駆細胞移植療法による再生医療の研究が行われており，臨床応用まであと一歩のところまで進歩している．

保存療法 → 手術療法 のターニングポイント

完全損傷による脊髄麻痺の場合，できるだけ早期に除圧術を行うべきか否かについては一定の見解はないが，早期のリハビリテーションを目的として，全身状態や合併損傷の程度により手術時期を早期に決定すべきである．

不完全麻痺では，圧迫性因子があれば可及的早期に除圧固定術を考慮すべきである．ただし，非骨傷性頸髄損傷に対しては，前述のように保存療法を原則とし，高度脊髄圧迫例で重度麻痺や麻痺悪化があれば，全身状態や年齢を考慮のうえ手術療法に切り替える．

STEP 3　手術療法

手術療法は，脊椎の整復と安定化，脊髄の除圧を目的に行う．一般的に前方固定術，後方単独の固定術，前後両側からの固定術がある．前後両安定要素の損傷である中下位頸椎の脱臼骨折に対しては整復固定術が行われるが，後方手術には棘突起ワイヤリング，頸椎椎弓根スクリュー固定法，外側塊スクリュー固定法などがある．

・前方固定術（図10）

Allen-Ferguson分類の垂直圧迫損傷（compression injury）や涙滴骨折（teardrop fracture）に最もよい適応がある．脱臼骨折に対しても，頭蓋直達牽引による整復が可能であれば，前方プレートを併用した前方除圧固定術で対応が可能である．

・後方固定術（図11）

頸椎脱臼骨折を代表とする頸椎損傷に対しては，頭蓋直達牽引での整復，あるいは後方からの観血的整復手術（椎間関節嵌頓解除）の後に，頸椎後方スクリュー固定法（頸椎椎弓根スクリュー固定法，外側塊スクリュー固定法）を行うことにより，頸椎インストゥルメント単独による後方除圧と整復固定を可能とした．

> **POINT**　頭蓋直達牽引，または後方手術による脱臼の整復時には，椎間板の後方脱出により麻痺が悪化する危険性があり，注意が必要である．

（土井田　稔）

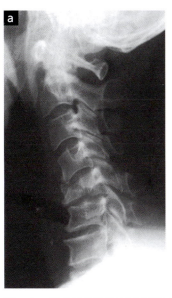 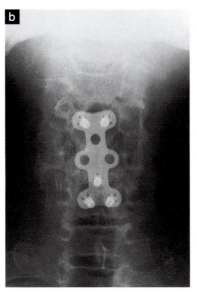 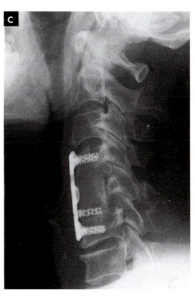

図10 第5頚椎涙滴骨折（前方固定術）のX線像
第5頚椎涙滴骨折に対して，前方プレートを併用した前方固定術を施行した。
a：術前側面像
b：術後正面像
c：術後側面像

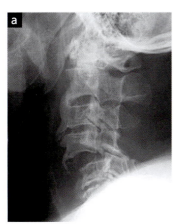 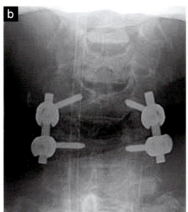 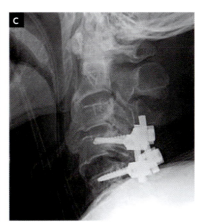

図11 第4頚椎脱臼骨折（後方固定術）のX線像
第4頚椎脱臼骨折に対して，脱臼を整復後に椎弓根スクリューによる後方固定術を施行した。
a：術前側面像
b：術後正面像
c：術後側面像

文献

1) Anderson LD, D'Alonzo RT. Fracture of the odontoid process of the axis. J Bone Joint Surg Am 1974；56：1663-74．
2) Allen BL Jr, Ferguson RL, Lehman TL, et al. A mechanistic classification of closed, indirect fractures and dislocation of the lower cervical spine. Spine(Phila Pa 1976) 1982；7：1-27．
3) Levine AM, Edwards CC. The management of traumatic sspondylolisthesis of the axis. J Bone Joint Surg 1985；67-A：217-26．
4) 竹下克志編．V. 脊髄損傷に対する新たな治療．整形外科 2016；67(7月増刊)：857-92．

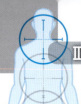

Ⅲ 疾患別治療法

頚椎
頚部痛

　頚部痛は，生涯において70％の人が経験するとされるありふれた病態であり，日本人において，6カ月以上持続する頚部痛の有病率は約8.5％と報告されているが[1,2]，その原因は多彩である。「頚部痛」として痛みを生じる場所は厳密に定義されてはおらず，項部，肩甲上部，肩甲部，肩甲間部などに生じる痛みを総称する。頚椎やその周囲を構成する椎体，椎間板，椎間関節，脊髄，神経根，傍脊柱筋，それぞれが発痛源となりうると考えられるが，腰椎で研究が進められている一方で，頚椎に関してはまだ不明な点も多い。発痛源が複数混在する病態も考えられる。これらの発痛源に炎症や，退行性変化などに伴い侵害刺激が加わると頚部痛が生じる。一方で，腰痛におけるred flagに相当する，重篤な疾患が隠れている場合もあり，見逃さないよう注意が必要である。特に安静時痛を伴う場合は，感染性疾患や悪性腫瘍を疑う必要がある。

 退行性変化に伴う頚部痛
neck pain caused by degenerative changes

 　椎間板変性，骨棘形成などの退行性変化が明らかであっても，実際の発痛源であるかの判断は難しいことも多い。肩甲部痛を伴う場合，椎間関節に由来する可能性があるが，神経根障害や脊髄障害も念頭に入れる必要がある[3,4]。一方で，画像上明らかな退行性変化が指摘できない場合も多い。特に交通外傷や，労務災害では，心因性の要因により頚部痛が修飾され，遷延・難治化することもあり，50～85％は5年以内に頚部痛を再発するという報告もある[5]。以前は頚椎自体のアライメントが頚部痛に関連するといわれていたが，最近のコホート研究では，健常者でも50％以上は前弯を呈していないとの報告もあり[6]，アライメントそのものと頚部痛の関連には不明な点も多い。

理学所見

　変形や疼痛に伴い，可動域制限を伴うことがある。脊髄症や神経根症などの器質的疾患を伴う場合，それぞれの病態に応じた神経症状が出現する。

画像所見

・X線

主に中下位頚椎に骨棘形成,椎間板の狭小化を認め,全体にアライメントの変化を認めることも多い(図1)。

・MRI

椎間板の変性を認める。椎体終板にSchmorl結節やModic changeを認めることもある(図2)。脊髄や神経根を圧迫する所見に注意を要する。

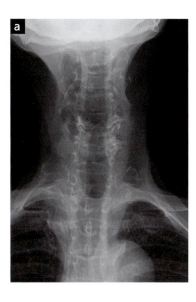
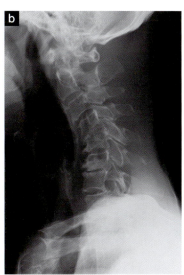

図1 頚部痛のX線像
C4/5からC6/7に頚椎症性変化を認め,アライメントが後弯化している。
a:正面像
b:側面像

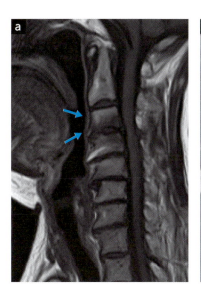
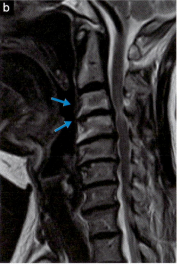

図2 頚部痛のMRI
C3/4の椎体終板に,Modic type 1の信号強度の変化を認める(矢印)。
a:T1強調像
b:T2強調像

治療

STEP 1 治療戦略

運動療法や物理療法，鎮痛薬や筋弛緩薬などの内服や症状に応じて各種ブロック注射なども考慮される。

化膿性脊椎炎
pyogenic spondylitis

Profile 化膿性脊椎炎は発熱と疼痛を伴うことが多いが，症状に乏しいこともある。特にcompromised hostにおいては念頭に置かなければならない。多くは腰椎，胸椎であり，頚椎発生は比較的まれである。基本的には抗菌薬の使用による保存療法が適応されるが，椎体の破壊が進行し，脊椎に極度の不安定性が生じた際や，硬膜外膿瘍に伴い麻痺が生じた際には手術を要することもある。

診断

理学所見

局所の疼痛を認めることが多い。疼痛の程度は症例によってさまざまで，軽度な自制内の痛みであることも多い。発症様式によって，38℃以上の高熱と激しい疼痛で発症する急性型，微熱とともに緩徐に発症する亜急性型，持続する疼痛のみで発熱を認めない潜行型の3型に分類される[7]。

POINT 近年，抗菌薬の濫用に伴う潜行型が増加しており，軽度でも安静時に持続する疼痛の訴えがある場合，本症の可能性を疑わなければならない。

画像所見

- X線

Griffiths分類が用いられる。
- Ⅰ期：椎間板腔狭小化，椎体辺縁の不整像，その周囲の吸収像を認める初期
- Ⅱ期：骨破壊およびそれに続発する骨新生像を認める進行期
- Ⅲ期：骨硬化，骨棘形成に伴い，安定化へ向かう治癒期

の3期に分類される[8]。

- MRI（図3）

中島らはMRIによる病期分類を，
- Ⅰ期：椎体終板の虫食い状破壊
- Ⅱ期：椎体炎に伴う椎体辺縁浮腫像あるいはfluid collection

Ⅲ期：椎間板のT2強調像での高信号変化，前・後縦靱帯下への膿瘍進展（椎間板炎・膿瘍）
Ⅳ期：硬膜外膿瘍
Ⅴ期：傍脊柱膿瘍

の5期に分類し，急性型のⅣ・Ⅴ期には積極的な手術療法を推奨している[9]。ガドリニウムを用いた造影MRIでは肉芽組織の均一あるいは辺縁増強効果を認め，炎症の状態を反映した所見を呈することが多い。頚椎における化膿性脊椎炎では咽後膿瘍を合併することにより，嚥下や呼吸困難を生じることもあり，耳鼻科との連携も重要である。

鑑別診断

同じ感染性疾患として，脊椎カリエスとの鑑別が重要である。脊椎カリエスではMRIで膿瘍が重力によって組織内を移動する流注膿瘍を形成することがあり，ツベルクリン反応やバイオプシーなどで鑑別する（**図4**）。

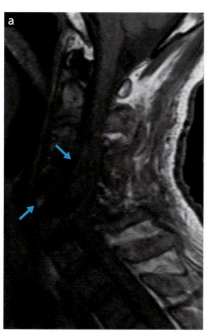 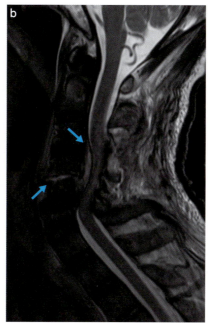

図3 化膿性脊椎炎のMRI
C4/5椎間板ならびにそれに連続する硬膜外腔にT1強調像で低信号，T2強調像で高信号の膿瘍形成を認め，脊髄が圧迫されている（矢印）。
a：T1強調像
b：T2強調像

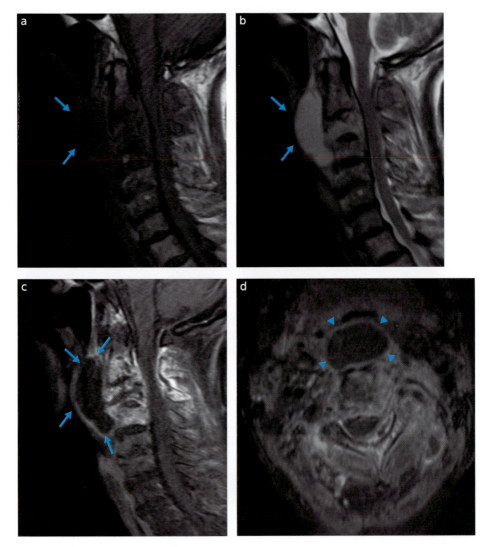

図4 化膿性脊椎炎の鑑別診断
C2～C4椎体前方に流注膿瘍の形成を認める（矢印）。膿瘍はGd-DTPAで膿瘍辺縁に造影効果を認め，横断像で気道が圧迫され，扁平化している（矢頭）。
a：T1強調像
b：T2強調像
c：Gd-DTPA造影T1強調矢状断像
d：Gd-DTPA造影T1強調横断像

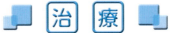

STEP 1 治療戦略

　治療の基本は保存療法である。外固定を行うとともに，起因菌の同定を試み，感受性検査で感受性をもつ抗菌薬での加療を行う。結核菌や真菌が起因菌である可能性を念頭に置き，むやみな濫用を避ける必要がある。硬膜外膿瘍や椎体破壊に伴い脊髄圧迫が生じたり，麻痺が生じた際には手術を考慮する。

STEP 2 保存療法

　静脈血培養で起因菌の同定と抗菌薬に対する感受性検査を試みるが，同定された場合は，起因菌に対して感受性をもつ抗菌薬の投与を開始する。しかしながら同定されない場合も多く，その際には起因菌の多くを占めるグラム陽性菌に対して強い抗菌力をもつ，第1あるいは第2セファロスポリン系あるいはペニシリン系抗菌薬の投与を考慮する。点滴静注後数日で効果が出なければ，抗菌薬の変更を考慮する。通常は点滴静注による抗菌薬投与を最長3～4週間行い，血液検査で炎症反応が沈静化した後，内服薬での投与に切り替える。近年，わが国で起因菌としての検出率が上昇しているMRSA (methicillin-resistant *Staphylococcus aureus*) に対しては，バンコマイシンやアルベカシン，テイコプラニンなどの投与を考慮する。糖尿病やステロイド，抗がん剤を投与されているようなcompromised hostに対しては，広い抗菌スペクトルをもつカルバペネム系の投与も考慮する。

保存療法 → 手術療法 のターニングポイント

麻痺が出現したり，椎体の不安定性が高度である場合，手術が適応される。

STEP 3 手術療法

　椎体の不安定性がなければ，後方除圧・排膿のみで症状の改善が得られることもあるが，椎体不安定による麻痺の残存が懸念される場合は固定を考慮する。前方の病巣掻爬を行うには，前方固定術が選択されるが，椎体の破壊が軽度な場合など，後方固定術も選択肢である。患者の状態や病巣の範囲，炎症の程度などから，時期を判断し，適切な術式を選択し，行うことが重要である。インプラント併用の是非に関しては，いまだ意見の分かれるところである。

転移性骨腫瘍
bone metastasis

Profile 　脊椎は骨転移の最も好発する部位であり，脊椎腫瘍のうち，最も頻度が高いのは転移性骨腫瘍である。しかしながら頚椎の発生頻度は胸椎・腰椎よりも低い。頚椎に発生した転移性骨腫瘍は上肢症状や呼吸不全をきたすリスクがあり，重症化しやすく，他の脊椎転移よりも予後不良であるため，早期発見が重要である[10,11]。すべてのがん種に骨転移を生じる可能性があり，原発巣の内訳は，前立腺，乳房，肺を原発部位とするものが多いとされるが，わが国のみでなく，正確な調査研究のエビデンスはないとされる[12]。

診断

　既存の悪性腫瘍の精査の際に，偶発的に無症状の骨転移が発見されることもあるが，逆に骨転移巣の症状で悪性腫瘍が発見されることもある。骨転移巣は安静時疼痛が生じることが多く，特徴といえる。活動時には，むしろ自覚的な疼痛が軽減することも多い。転移の進行に伴い，疼痛も増強し，腫瘍が脊柱管を圧迫すると，脊髄・神経根の障害を生じる。問診で，安静時痛の有無，悪性疾患の既往，体重減少などの悪液質が生じていないかを確認することが重要である。

画像所見

・X線

　①造骨型，②溶骨型，③骨変化のない骨梁間型，④造骨型と溶骨型が混在する混合型の4つの転移形態に分類される。いずれの型も通常は悪性腫瘍の椎間板への浸潤を認めず，椎間板は最後まで保たれる。この点は椎間板そのものが構造変化を起こす，炎症性疾患と大きく異なる点である。造骨型の転移は前立腺がん，乳がん，胃未分化がんに多く，溶骨型の転移は乳がん，肺がん，甲状腺がんをはじめ，多くのがん種でみられる。②溶骨型は，骨構造が破壊されることで，病的骨折が生じやすい（図5）。

・MRI

　X線と同様，椎間板の破壊を認めないのが特徴である。病状が進行すると脊柱管へ腫瘍が浸潤し，硬膜管が圧迫されうる（図6）。脊髄や椎骨動脈などの周囲組織と腫瘍の位置関係を評価するために有用である。

・CT

　骨組織に生じる，造骨性あるいは溶骨性の変化をとらえることができる（図7）。血管造影を行うことにより，腫瘍の栄養血管や椎骨動脈の血流を評価し，手術の際の腫瘍切除範囲やインプラント選択やスクリュー刺入法の選択の参考にする。

・PET-CT，RI検査

　他部位の転移巣の評価に有用である。

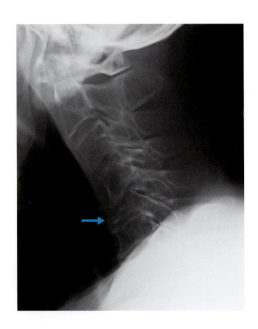

図5　転移性骨腫瘍のX線像
甲状腺がんの転移によりC5に病的骨折を生じている（矢印）。

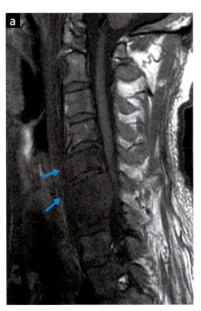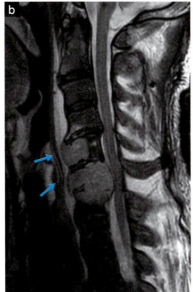

図6　転移性骨腫瘍のMRI
前立腺がん症例。C5ならびにC6骨転移を認めるが，椎間板腔は保たれている（矢印）。
a：T1強調像
b：T2強調像

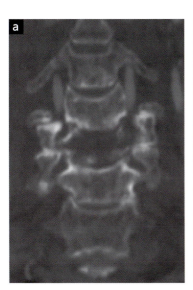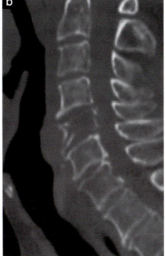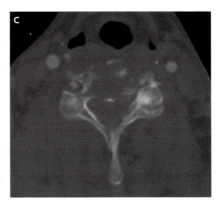

図7　転移性骨腫瘍のCT
図5と同一症例。溶骨性変化を生じているが，両側の椎骨動脈の血流は保たれている。
a：冠状断像
b：矢状断像
c：横断像

治療

STEP 1 治療戦略

頚椎に骨転移が生じた場合の治療は，原発巣の状況，患者の全身状態に応じて治療方針を決定する。原発巣の主科と連携し，化学療法，放射線療法，ホルモン療法など，がんの状態に応じた治療を行う。転移性脊椎腫瘍の生命予後基準としてTokuhashi scoreが広く用いられている[13]。また，術式の選択には，Tomita surgical classificationも有用である[14]。頚椎は解剖学的に，重要な組織で周りが構成されており，腫瘍の根治的な全摘が困難である場合が多い。

STEP 2 保存療法－放射線療法について

神経の圧迫や病的骨折によって生じる疼痛の緩和と麻痺の抑制の目的に放射線療法は行われる。乳がん，前立腺がん，血液系悪性腫瘍で，有効性が高いとされる。

STEP 3 手術療法

一般に6カ月以上の生命予後が期待され，神経障害や不安定性に伴う疼痛が生じた際には，インストゥルメンテーションを併用した固定術を行う。神経障害を合併している際には，併せて除圧も行う（図8）。腫瘍周囲の大量出血に注意を要する。近年，経皮的椎弓根スクリューを用いた固定術の有効性が報告されている[15]。

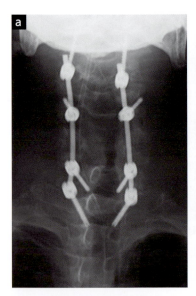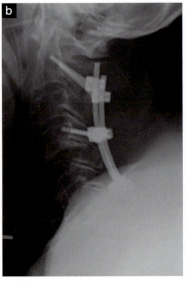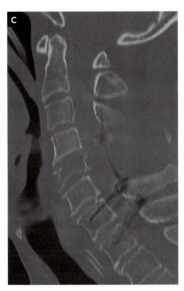

図8 転移性骨腫瘍の手術
図5と同一症例。麻痺を生じたため，緊急で除圧固定術を施行した。

頚椎 胸椎 腰椎

強直性脊椎炎
ankylosing spondylitis

Profile　強直性脊椎炎は，仙腸関節を含む多椎間に原因不明の強直をきたす疾患である。ヒト白血球抗原HLA-B27が陽性になることがあり，家族性を呈するが，遺伝子要因が関与すると推定されている段階であり，発症の要因などは明らかではない。わが国では90％は男性に発症し，有病率は0.04％とされ，10〜35歳の比較的若年に発症する[16,17]。年齢とともに活動性が沈静化し，痛みも軽減することが多い。

診断

理学所見

腰背部痛や，こわばり感で発症することが多い。経過とともに頚部痛を生じ，頚椎の椎間可撓性が失われると，コップで水が飲めない，足元がみにくいなどのADL制限を認めるようになる。また，強直した脊椎（bamboo spine）に骨粗鬆症を伴い，骨折を生じることにより麻痺を呈することがある。

画像所見

診断には仙腸関節の評価が必須である。仙腸関節炎の程度により，グレードが判定される（**図9**）。頚椎に関しては，脊柱靱帯部の骨化と椎体間の骨棘形成を伴い，可動域の制限を認める（**図10**）。

鑑別診断

びまん性特発性骨増殖症（diffuse idiopathic skeletal hyperostosis；DISH）は，骨に付着する靱帯や腱の骨化をきたす原因不明の非炎症性全身性進行性疾患で，脊椎，特に下位胸椎や頚椎に好発する。

①石灰化あるいは骨化を少なくとも4つの連続した椎体で認める
②椎間板腔が保たれており，vacuumや辺縁の骨硬化など，椎間板変性を示唆する所見を認めない
③仙腸関節病変を認めない

の3つの基準をすべて満たすことが診断基準として頻用される[19]。椎間板は狭小化せず，脊椎の靱帯骨化により発症する。前縦靱帯の骨化に伴い，嚥下障害が発症することもある[20]。その際は骨化巣を切除する手術の適応となる（**図11**）。

これで確定診断！　ニューヨーク改訂基準（1984年，**表1**）が適応されることが一般的である[18]。

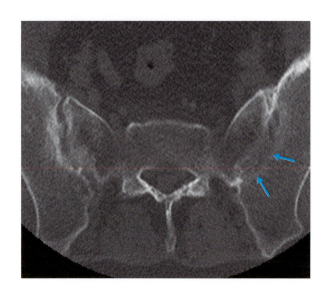

図9　強直性脊椎炎のCT
左仙腸関節に強直を認めている(矢印)。

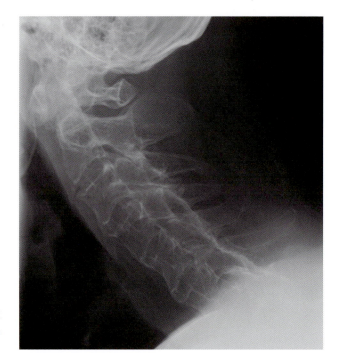

図10　強直性脊椎炎のX線像
椎間が強直し，特徴的なbamboo spine像を呈している。

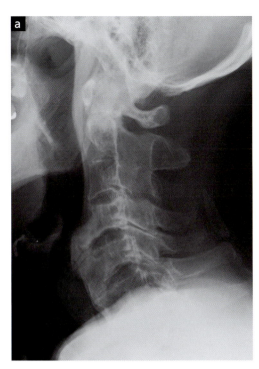
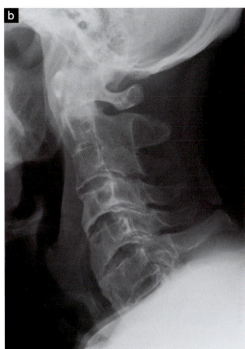

図11　DISH 頸椎病変（Forestier 病）に対する手術
a：術前
b：骨棘切除術後

表1　強直性脊椎炎の診断におけるニューヨーク改訂基準（1984年）

1. 臨床症状
a) 腰背部の疼痛，こわばり（3カ月以上持続。運動により改善し，安静により改善しない）
b) 腰椎可動域制限（Schober試験で5cm以下）
c) 胸郭拡張制限（第4肋骨レベルで最大呼気時と最大吸気時の胸囲の差が2.5cm以下）
2. X線所見
両側の2度以上の仙腸関節炎，あるいは片側の3度以上の仙腸関節炎所見 　0度：正常 　1度：疑い（骨縁の不鮮明化） 　2度：軽度（小さな限局性の骨のびらん，硬化，関節裂隙は正常） 　3度：明らかな変化（骨びらん・硬化の進展と関節裂隙の拡大，狭小化または部分的な強直） 　4度：関節裂隙全体の強直

確実例	X線で仙腸関節に所見があり，臨床症状のa），b），c）のうちの1項目以上を満たす場合
疑い例	臨床症状のa），b），c）のすべてを満たす，あるいは臨床症状はないが，X線で仙腸関節に所見がある場合

治療

　可動域訓練を含む運動療法により，脊椎の柔軟性を保つことが重要である．痛みに対しては，初期には非ステロイド性抗炎症鎮痛薬（nonsteroidal anti-inflammatory drugs；NSAIDs）を用いるが，病状に合わせて，生物学的製剤（TNF阻害薬）の導入を検討する．

（井上　玄）

文献

1) Côté P, Cassidy JD, Carroll L. The Saskatchewan Health and Back Pain Survey. The prevalence of neck pain and related disability in Saskatchewan adults. Spine 1998；23：1689-98.
2) Nakamura M, Nishiwaki Y, Ushida T, et al. Prevalence and characteristics of chronic musculoskeletal pain in Japan. J Orthop Sci 2011；16：424-32.
3) Fukui S, Ohseto K, Shiotani M, et al. Referred pain distribution of the cervical zygapophyseal joints and cervical dorsal rami. Pain 1996；68：79-83.
4) Tanaka Y, Kokubun S, Sato T, et al. Cervical roots as origin of pain in the neck or scapular regions. Spine 2006；31：E568-73.
5) Haldeman S, Carroll L, Cassidy JD, et al. Bone and Joint Decade 2000-2010 Task Force on Neck Pain and Its Associated Disorders. The Bone and Joint Decade 2000-2010 Task Force on Neck Pain and Its Associated Disorders：executive summary. Spine 2008；33：S5-7.
6) Yu M, Zhao WK, Li M, et al. Analysis of cervical and global spine alignment under Roussouly sagittal classification in Chinese cervical spondylotic patients and asymptomatic subjects. Eur Spine J 2015；24：1265-73.
7) Kulowski J. Pyogenicosteomyelitis of the spine. An analysis and discussion of 102 cases. J Bone Joint Surg Am 1936；18：343-64.
8) Griffiths HE, Jones DM. Pyogenic infection of the spine. A review of twenty-eight cases. J Bone Joint Surg Br 1971；53：383-91.
9) 中嶋秀明，内田研造，小久保安朗，ほか．化膿性脊椎炎に対する治療指針：保存療法と手術療法の適応．脊椎脊髄 2008；21：1110-6.
10) Cho W, Chang UK. Neurological and survival outcomes after surgical management of subaxial cervical spine metastases. Spine 2012；37：E969-77.
11) Lei M, Liu Y, Yan L, et al. Posterior decompression and spine stabilization for metastatic spinal cord compression in the cervical spine. A matched pair analysis. Eur J Surg Oncol 2015；41：1691-8.
12) 日本臨床腫瘍学会編．骨転移診療ガイドライン．東京：南江堂；2015.
13) Tokuhashi Y, Matsuzaki H, Oda H, et al. A revised scoring system for preoperative evaluation of metastatic spine tumor prognosis. Spine 2005；30：2186-91.
14) Tomita K, Kawahara N, Kobayashi T, et al. Surgical strategy for spinal metastases. Spine 2001；26：298-306.
15) Bernard F, Lemée JM, Lucas O, et al. Postoperative quality-of-life assessment in patients with spine metastases treated with long-segment pedicle-screw fixation. J Neurosurg Spine 2017；26：725-35.
16) 岩本幸英編．神中整形外科学　上巻．東京：南山堂；2013, p509.
17) 越智隆弘編．最新整形外科学体系 11 頚椎・胸椎．東京：中山書店；2007. p375.
18) van der Linden S, Valkenburg HA, Cats A. Evaluation of diagnostic criteria for ankylosing spondylitis. A proposal for modification of the New York criteria. Arthritis Rheum 1984；27：361e8.
19) Resnick D, Niwayama G. Radiographic and pathologic features of spinal involvement in diffuse idiopathic skeletal hyperostosis（DISH）. Radiology 1976；119：559-68.
20) Forestier J, Rotes-Querol J. Senile ankylosing hyperostosis of the spine. Ann Rheum Dis 1950；9：321-30.

III 疾患別治療法

腰椎
急性腰痛症

　急性腰痛患者に対しては，問診，診察所見，画像所見，血液・尿検査などで，その原因疾患や病態を予測する。特に重篤な脊椎疾患の合併を疑うべき危険信号を認める場合には注意が必要である。明らかな原因が特定できないような非特異的腰痛に対しても適切な初期治療を施し，慢性化させないことが重要である。

急性腰痛症
acute low back pain

Profile
　腰痛とは，第12肋骨と殿筋の間の領域である腰部に存在する疼痛と定義され，通常，発症からの期間が4週間未満の腰痛を急性腰痛とすることが多い。
　原因としては，①腰椎椎間板ヘルニア，腰部脊柱管狭窄症などの脊椎由来のもの，②脊髄・馬尾腫瘍などの神経由来のもの，③腎・尿路疾患，婦人科系疾患などの内臓由来のもの，④解離性大動脈瘤などの血管由来のもの，⑤心因性のものの5つに大別される[1]。明らかな原因が特定できる腰痛を特異的腰痛と定義し (**表1**)，特に，原発性・転移性脊椎腫瘍などの腫瘍による腰痛，化膿性脊椎炎や脊椎カリエスなどの感染による腰痛，椎体骨折などの外傷による腰痛には注意が必要である。また，殿部痛，下肢痛，しびれなどの神経症状を伴う腰痛も特異的腰痛に含まれる。
　これに対して，明らかな原因が特定できない腰痛は非特異的腰痛と定義され，痛みは腰部に起因するが下肢に神経症状がなく，重篤な基礎疾患も有しない病態を指す。

診断

問診

　腰痛を主訴とする初診患者に対しては，問診による下肢痛，しびれなどのチェックや，診察の情報と所見より疾患や病態を予測し (**表2**)，状況に応じて，画像検査，血液・尿検査などの補助診断を追加する (**表3**)。問診のポイントとしては，①痛みの部位，②発症様式，③誘因・前駆症状の有無，④症状の進行性，⑤痛みの程度と性状，⑥安静時痛の有無，⑦運動や姿勢による痛みの有無，⑧歩行障害の有無，⑨随伴症状の有無について聴取することが重要である。

表1 腰痛の原因別分類

脊椎由来	神経由来
腰椎椎間板ヘルニア 腰部脊柱管狭窄症 脊椎分離すべり症 変性脊柱すべり症 代謝性疾患（骨粗鬆症，骨軟化症など） 脊椎腫瘍（原発性または転移性腫瘍など） 脊椎感染症（化膿性脊椎炎，脊椎カリエスなど） 脊椎外傷（圧迫骨折など） 筋筋膜性腰痛 腰椎椎間板症 脊柱靱帯骨化症 脊柱変形	脊髄腫瘍，馬尾腫瘍など
	内臓由来
	腎尿路系疾患（腎結石，尿管結石，腎盂腎炎など） 婦人科系疾患（子宮内膜症，妊娠など） その他（腹腔内病変，後腹膜病変など）
	血管由来
	腹部大動脈瘤，解離性大動脈など
	心因性
	うつ病，ヒステリーなど
	その他

（「日本整形外科学会診療ガイドライン委員会/腰痛診療ガイドライン策定委員会編：腰痛診療ガイドライン 2012, p.13, 2012, 南江堂」より許諾を得て転載）

表2 腰・下肢痛の診察

視診	患者の姿勢，歩容
脊柱所見	脊柱の可動性，弯曲異常の有無，棘突起の圧痛・叩打痛の有無，傍脊柱筋の緊張度など
神経学的所見	筋力，知覚，深部腱反射，病的反射
疼痛誘発テスト	SLRテスト，FNST，Kempテストなど
下肢循環所見	足背動脈，後脛骨動脈などの拍動の有無
負荷試験	歩行負荷試験，立位負荷試験
全身所見	発熱，排尿，排便障害，体重減少，動悸，易疲労性などの有無

SLRテスト：straight leg raising test（下肢伸展挙上テスト），
FNST：femoral nerve stretch test（大腿神経伸展テスト）

（文献2より）

表3 腰・下肢痛の補助診断法

画像検査	単純X線像，CT，MRI，シンチグラム，造影検査（脊髄造影，神経根造影，椎間造影など），PET
診断的ブロック	選択的神経根ブロック，椎間関節ブロックなど
血液・尿検査	CBC，赤沈，CRP，総蛋白，尿酸，腫瘍マーカー，尿潜血，尿中Bence Jones蛋白など

PET：positron emission tomography，CBC：complete blood count（全血算），
CRP：C-reactive protein C（C反応性蛋白）

（文献2より）

『腰痛診療ガイドライン2012』[1]では，腰痛患者の診察の際，red flags（危険信号）をとらえ，腫瘍，炎症，骨折などの重篤な脊椎疾患が疑われる腰痛，神経症状を伴う腰痛，非特異的腰痛をトリアージし，治療の優先順位をつけることが必要とされており，重篤な脊椎疾患を見逃さないための重要な因子として，いくつかの危険信号が指摘されている（表4）。

腫瘍に関連したものとして，がんの既往，短期間での体重減少，安静時腰痛，55歳以上の年齢などに注意が必要である。

炎症に関連するものとしては，脊椎感染による発熱や血液学的炎症反応などに注意が必要である。

神経症状としては，急速進行性の下肢筋力低下を伴う神経脱落症状，失禁や尿意・便意の鈍さなどの膀胱直腸障害は明らかな危険信号である。また，『英国急性腰痛管理クリニカルガイドライン』[3]でも，急性腰痛を重篤な脊椎病変，馬尾症候群，神経根性疼痛，非特異的腰痛にトリアージすることを推奨しており，非特異的腰痛としては，①20～55歳での発症，②痛みが腰部・殿部・大腿部に限局，③腰痛が姿勢により増悪・軽快する，④健康状態であることをトリアージの条件として挙げている。

画像検査

『腰痛診療ガイドライン2012』と『英国急性腰痛管理クリニカルガイドライン』では，初診時のルーチン画像検査は不必要とされているが，脊椎疾患の早期診断と鑑別のためには単純X線検査はもとより，MRI・CT検査などを早期より行うべきとの考え方もある[4]。この場合，画像検査上，腰椎の変性・変形などの特異的異常所見があったとしても，症状と必ずしも一致するわけではないことを銘記すべきである。腰部の脊柱，軟部組織に起因する腰痛発症の部位として，椎間板，椎間関節，椎間関節包，椎骨，靱帯，体幹筋，筋膜などが挙げられるが，腰痛は複数の部位に，炎症，変性，変形，不安定性などの因子が併存し，相互に関連しながら発症するため，腰痛発症の部位を特定することは困難な場合が多く，画像検査上の所見のみに惑わされてはいけない。

表4 重篤な脊椎疾患の合併を疑うべき red flags（危険信号）

- 発症年齢＜20歳または＞55歳
- 時間や活動性に関係のない腰痛
- 胸部痛
- 癌，ステロイド治療，HIV*感染の既往
- 栄養不足
- 体重減少
- 広範囲に及ぶ神経症状
- 構築性脊柱変形
- 発熱

*HIV：human immunodeficiency virus

（「日本整形外科学会診療ガイドライン委員会／腰痛診療ガイドライン策定委員会編：腰痛診療ガイドライン 2012, p.27, 2012, 南江堂」より許諾を得て転載）

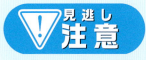

画像検査上，見逃してはならないポイントとして，単純X線像では，①がんの既往や体重減少，安静時腰背部痛，棘突起叩打痛に伴う椎体の破壊性・溶骨性変化やpedicle signと称する椎弓根の破壊は，転移性脊椎腫瘍や原発性脊椎腫瘍などの腫瘍性病変を示唆，②発熱が持続しているときの椎間板腔狭小化，椎体終板の不整像は，化膿性椎間板炎などの炎症性疾患を示唆，③外傷や強い骨粗鬆症があった場合の椎体圧潰は新鮮骨折を示唆し，重要な所見である。また，MRI, CTは，早期の感染や脊椎腫瘍の診断には単純X線像よりも鋭敏であり（図1, 2），骨折や骨挫傷などの早期診断にも有用である。さらに，臨床症状や理学所見との整合性をみながら画像所見をとらえることで，非常に有用な診断ツールとなる。

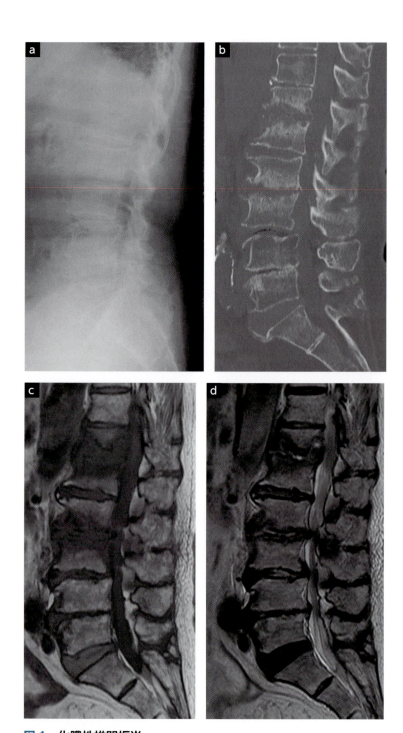

図1　化膿性椎間板炎
CT，MRIでは鋭敏に椎体終板の不整・破壊や炎症の局在を確認できる。
a：単純X線像
b：CT
c：MRI T1強調像
d：MRI T2強調像

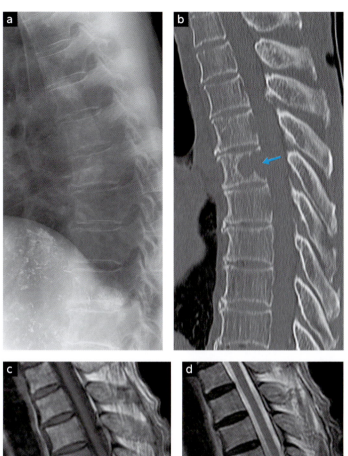
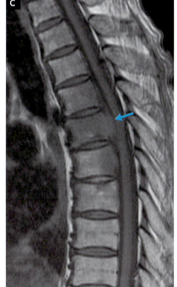
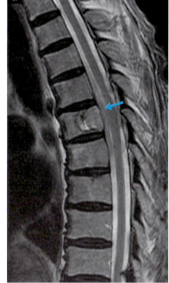

図2　転移性脊椎腫瘍

単純X線像では確認できない病変部も，CT，MRIでははっきり確認できる（矢印）。
a：単純X線像
b：CT
c：MRI T1強調像
d：MRI T2強調像

鑑別診断

重要な鑑別診断として，次のような重篤な疾患では急性腰痛を呈することがあり，適切な診断の下，早急に治療を開始することがきわめて重要である．

・血管性病変

腹部大動脈瘤，解離性大動脈瘤は腰痛を引き起こす重篤な血管性病変である．大動脈瘤が破裂・解離すると突然激しい腰痛・背部痛・腹痛を訴え，顔色不良，四肢冷感，冷汗などのショック症状を呈する．本症を疑われた場合には直ちに胸腹部CT検査を施行する．

・内臓疾患

胃・十二指腸潰瘍では，下背部への放散痛を認めることがある．穿孔を起こすと激痛を呈する．尿管結石では，突然片側の激しい腰痛を訴え，背部の叩打痛を認める．腎結石では，持続性の鈍痛を呈する．腎がん，尿管がん，膀胱がんなどの尿路系の悪性腫瘍でも腰背部痛を呈することがある．膵炎では，背部に放散する痛みを呈する．慢性膵炎，膵がんなどでは，持続性の鈍痛，安静時痛でときに激痛となる．子宮内膜症などの婦人科疾患でも，ときに腰痛を呈する．

治 療

STEP 1 治療戦略

急性腰痛で，神経学的な異常を伴わず，明らかな器質的異常が認められない非特異的腰痛では，発症後1カ月で腰痛の程度は当初の58％（12〜84％）にまで改善し，休職者の82％（68〜86％）は職場復帰可能なまでに改善すると報告されている[3]．しかしながら，再発率は約60％であり，約5％が慢性化するとも報告されており，適切な初期治療を施すことが重要となる（表5）．

STEP 2 保存療法

『英国急性腰痛管理クリニカルガイドライン』ではプライマリケアとして，①病態に危険なものはなく，回復が十分期待できることを患者に説明し，安心させること，②普通の痛みに対しては，局所の氷冷・温熱，非ステロイド性抗炎症薬（nonsteroidal anti-inflammatory drugs；NSAIDs）やアセトアミノフェンを使用し，活動性を維持させること，③強い痛みに対しては，筋弛緩薬，アセトアミノフェンと弱オピオイド配合薬の使用を推奨している（表6）．

腰痛の急性期では，痛みに応じた活動性維持はベッド上安静よりも疼痛を軽減し，機能を回復させるのに有効であるとされている．安静期間を短縮し，早期離床を図るために，必要であれば運動療法，物理療法を薬物療法と併用する場合がある．疼痛軽減や体幹可動域（range of motion；ROM）制限改善のためには，静的ストレッチングやマニュアルセラピーなどの徒手療法，マッサージなどが効果的とされている．体幹の筋力低下に対しては，腹筋・背筋のエクササイズで腰部を安定化することが推奨される．

表5 腰痛の慢性化に関する危険因子

- 腰背部痛の既往歴
- 過去12カ月間の腰背部痛に起因する完全失業
- 下肢への放散痛
- SLR(straight leg raising)の低下
- 神経根病変の徴候
- 筋力と筋持久力の低下
- 運動能力の低下
- 健康不良（自己評価による）
- 大量の喫煙
- 精神的苦痛と抑うつ症状
- 疼痛の強度に相関しない疾病行動
- 仕事への不満
- 個人的問題：飲酒，結婚，経済的問題（借金など）
- 事故などの訴訟問題に関する不満（事故の被害者）

（文献5より）

表6 急性腰痛に対する各薬剤の推奨度

	日本	Cochrane	European	USA
NSAIDs（COX-2阻害薬含）	◎	○	○	◎
アセトアミノフェン	◎		○	◎
抗不安薬		○	○	
筋弛緩薬	○	○	○	○
オピオイド				○

○：第一選択薬，◎：第二選択薬
（「日本整形外科学会診療ガイドライン委員会/腰痛診療ガイドライン策定委員会編：腰痛診療ガイドライン 2012, p.41, 2012, 南江堂」より許諾を得て転載）

まとめ

①急性腰痛の診察に際しては，重篤な脊椎疾患，神経症状を伴う腰痛，非特異的腰痛を鑑別し，治療を選択することが重要である。

②腫瘍，感染，外傷による腰痛や血管性病変，内臓疾患由来の腰痛には特に注意が必要である。

③非特異性腰痛に対しては適切な初期治療を施し，慢性化させないことが肝要である。

（村上秀樹）

文献

1) 日本整形外科学会/日本腰痛学会監，日本整形外科学会診療ガイドライン委員会/腰痛診療ガイドライン策定委員会編．腰痛診療ガイドライン 2012．東京：南江堂；2012. p12-4.
2) 山下俊彦，中村耕三編．高齢者の腰・下肢痛から何を想定するか．腰痛クリニカルプラクティス．東京：中山書店；2010. p2-11.
3) Waddell G, McIntosh A, Hutchinson A, et al. Low Back Pain Evidence Review. London：Royal College of General Practitioners；1996.
4) 川上俊文著．図解腰痛学級．第5版．東京：医学書院；2011. p8, p208.
5) 関口美穂，紺野愼一．いわゆる腰痛症．最新整形外科学体系 第12巻 胸腰椎・腰椎・仙椎．戸山芳昭，越智隆弘編．東京：中山書店；2006. p228-33.

Ⅲ 疾患別治療法

腰椎
慢性腰痛症

慢性腰痛症の診療の際には，「red flag疾患」を見逃さないこと，腰痛遷延化の要因となりうる心理社会因子に気を配ることが大切であり，そして治療に際しては，よりよい医師－患者関係の構築を心がけ，セルフマネジメント治療戦略に則した心理療法および運動療法が重要となる。

慢性腰痛症
chronic low back pain

Profile 慢性腰痛とは，一般的に「3カ月以上持続する腰痛」とされており，脊椎・神経系の加齢的変性など運動器臓器の器質的要因のほか，心理社会的要因もその症状形成に関与していることが知られている。

診断

「腰痛」は，世界中ほぼすべての人が，その人生のなかで経験する症状といわれているが，ほとんどの腰痛は痛みの発症から3カ月以内に改善することが多いことが知られている。一方，慢性腰痛とは，日本を含む各国のガイドラインより，一般的に「3カ月以上持続する腰痛」とされており，脊椎・神経系の加齢的変性など運動器臓器の器質的要因のほか，心理社会的要因もその症状形成に関与していることが知られている。手術的介入が治療成績に大きく影響する整形外科領域においても，ここ10年間で腰痛に対する心理社会的要因への評価・介入に関する報告が増えてきており，その重要性が認知され始めている。

脊椎画像所見の読影は，器質的病態背景の把握のために必要不可欠なスキルである。しかしながら現在のところ，画像上にみられる所見だけが症状に直接帰結するものかどうかの判断は難しいと考えられており，慎重な判断が求められる。特に症状に直接関与するとされる病態は「red flag」と判断し，その病態への早急な対応が望ましいとされる。

器質的疾患の診断のポイント

1992年Deyoらによる報告を皮切りに，多くの腰痛はその原因が特定困難である非特異性腰痛であることが知られてきているものの，注意深い観察を行うことにより，疼痛源を探ろうとする試みは続いている。腰部脊柱管狭窄症（特に高度狭窄），

化膿性脊椎炎，脊椎関節炎（spondyloarthritis；SpA），転移性脊椎腫瘍は，圧迫骨折やそれに伴う偽関節は血液または画像所見から特定可能であり，治療介入により予後に影響が出るため早期の治療介入が必要とされる（表1）。一方，椎間板，椎間関節，および仙腸関節の変性変化は，それ自体では腰痛の発生源と特定されにくいことが報告されているが，それらの疼痛源を特定する手技が開発されてきている。

Laslettらは，仙腸関節由来の腰痛を特定する試みを行っており（表2），6つの誘発テストのなかで3つ以上の陽性所見が認められる場合は，疼痛源と予測される仙腸関節へのブロック注射の有効性と同等の判定率であると報告している[1]。さらにDepalmaらは，傍脊柱筋領域の痛みを有する非特異性慢性腰痛のなかで，椎間板，椎間関節，仙腸関節の疼痛源の頻度について，厳密な手技を用いて調査している[2]。ブロック注射には，生理食塩水による注射でも鎮痛効果が生じうることが知られているため，厳密には短時間型（リドカイン）および長時間型（ブピバカイン）の作用機序の異なる局所麻酔薬（1cc以下）を用いて，別々の機会に2回に分けて行うことが推奨されており，いずれも主観的評価尺度で80％以上の除痛が必要とされている。予測される鎮痛効果はリドカインであれば2時間以内であるが，ブピバカインであ

表1 Red flag 疾患

慢性腰痛におけるred flag疾患	慢性腰痛におけるred flag疾患を疑うべき所見
・脊柱管狭窄症（特に高度狭窄）	・発症年齢＜20歳，または＞55歳
・化膿性脊椎炎	・時間や活動性に関係のない腰痛
・脊椎関節炎（spondyloarthritis；SpA）	・胸部痛
・転移性脊椎腫瘍	・がん治療中またはその既往
・脊椎圧迫骨折およびその偽関節	・ステロイド治療中またはその既往
	・栄養不良
	・原因不明の体重減少
	・広範囲に及ぶ神経症状
	・構築性脊柱変形
	・発熱

表2 仙腸関節由来の痛みを誘発するテスト

- 離開テスト（distraction test）
- 圧迫テスト（compression test）
- 大腿ストレステスト（thigh thrust test）
- 仙骨ストレステスト（Sacral thrust test）
- パトリックテスト（Patrick's test-Fabere）
- ゲンスレンテスト（Geanslen's test）・左右

※上記誘発テストで，3つ以上陽性であれば仙腸関節由来の痛みを疑う。

（文献2より）

れば8時間以内であるので，鎮痛持続時間に差がみられた場合は効果ありと判定される。この作用機序を利用して，ブロック手技自体のプラセボ効果を最小限にとどめることが可能となる。本手技により，非特異性慢性腰痛患者において椎間板，椎間関節，および仙腸関節の疼痛源である可能性の頻度はそれぞれ，約20%，約40%，および約30%であったと報告されている[2]。

一方，近年のさまざまな研究報告から，腰痛はこのような器質的問題の根拠が乏しい場合でも生じうることが報告されており，生物心理社会的要因のすべてを慢性腰痛の病態として考慮する必要がある。

腰痛の遷延化に関与する心理社会因子とその評価

心理社会因子が腰痛の遷延化に関与することは古くから知られており，うつや不安といった精神医学的問題だけでなく，痛みに対する信念，動くことへの恐怖感，仕事や社会への不満といった取り巻く環境などのさまざまな要因が慢性腰痛の病態背景の一因として関連することが明らかとなってきた。ここでは，慢性腰痛に関連する心理社会因子の評価法のなかで代表的なものを紹介する。

2000年代の初頭Lintonらは，そのリスク因子を同定するための質問票を開発しており，現在，その修正版まで報告されている。完全版は21の質問項目で構成されているが，12項目の簡易版でも高い相関性（r = 0.97）を示すことが報告されている。本質問票の簡略版は現在，日本でも翻訳されている（図1）。また英国Keele大学からは，腰痛遷延化患者のスクリーニングツールとしてSTarT（Subgrouping for Targeted Treatment）Back質問票が開発され，日本でも松平らによる翻訳版が普及している（図2）。

一方近年，「痛みの破局的思考」の慢性疼痛の関与が指摘されて以来，これが痛みの重症度または機能障害や生活の質（QOL）などのアウトカムと強く関連することが示されている。特に1995年Sullivanらによって発案された「痛みの破局的思考評価尺度」（表3）は，2018年4月現在でGoogle scholarの検索により約3,800件の文献引用があり，わが国含め20カ国以上でその翻訳版が普及しており，痛みに関する多くのアウトカム指標との関連が知られている。著者らの調査においても，痛みの改善程度よりも破局的思考の改善程度が，慢性腰痛患者の治療満足度と関連することが示されており，慢性腰痛でも重要な指標である。また，交通事故や労働災害（労災）に関連する慢性腰痛は，治療に難渋することが多いことが知られている。このような患者群の痛みの遷延化や機能障害予測をスクリーニングするツールとして，外傷後に感じる不公平感に関する評価尺度が開発されており，日本語にも翻訳されて普及してきている（表4）。現在このような心理社会的評価尺度を用いた腰痛の遷延化に関する病態解明が進められている。

一方，わが国においても，福島県立医科大学のリエゾンチームにより，整形外科患者のなかで精神医学的問題の関与をスクリーニングするBS-POP（brief scale for psychiatric problems in orthopaedic patients）という質問票が開発されている（表5）。BS-POPには，治療者による患者評価のための治療者用BS-POPと，患者が自己評価する患者用BS-POPの2種類があり，いずれも得点が高いほど異常度が高いと評価される。治療者用BS-POP単独でみる場合11点以上，治療者・患者用を組み合わせて使用する場合は，治療者用10点以上かつ患者用15点以上の場合に精神医学的問題を考慮すべきであると考えられている。このような心理社会要因のスクリーニングにより，その影響が大きいと危惧される症例（表6）に対しては，後述する集学的治療が推奨されており，日本では厚生労働省研究班から立ち上げられた「痛みセンター連絡協議会」を構成する施設において，その取り組みが始まっている。

1. 現在の痛みや症状が始まったのはいつからですか？	0〜1週[1], 1〜2週[2], 3〜4週[3], 4〜5週[4], 6〜8週[5], 9〜11週[6], 3〜6カ月[7], 6〜9カ月[8], 9〜12カ月[9], 1年以上[10]										
2. 普段の生活に必要なことをすべてこなすのに，どの程度の負担を感じますか？	0	1	2	3	4	5	6	7	8	9	10
	全く負担ではない										極めて負担に思う
3. ここ2〜3日平均して，痛みや症状の煩わしさはどの程度ですか？	0	1	2	3	4	5	6	7	8	9	10
	全く問題ない										極めて煩わしい
4. ここ2〜3日，痛みや症状が気になるのは1日のうち何%ですか？	0%	10%	20%	30%	40%	50%	60%	70%	80%	90%	100%
	全くない										いつも
5. ここ2〜3日，どの程度気が張り詰めていたり，不安に感じますか？	0	1	2	3	4	5	6	7	8	9	10
	全くそう感じない										極めてそう感じる
6. ここ2〜3日，どの程度気持ちが沈んだり，憂うつに感じますか？	0	1	2	3	4	5	6	7	8	9	10
	全くそう感じない										極めてそう感じる
7. 現在の症状が改善しない可能性がどの程度あると思いますか？	0	1	2	3	4	5	6	7	8	9	10
	全くない										かなりある
8. あなたの生活を考えてみてください。どの程度，現在の状態に満足していますか？	0	1	2	3	4	5	6	7	8	9	10
	全く満足していない										100%満足している
以下の二つは，どの程度あなたに当てはまりますか？											
9. 身体活動は症状を悪化させる	0	1	2	3	4	5	6	7	8	9	10
	全くそう思わない										極めてそう思う
10. 現在の症状があるまま，日常生活や仕事をすべきではない	0	1	2	3	4	5	6	7	8	9	10
	全くそう思わない										極めてそう思う
どの程度体を動かせるかお聞きします											
11. 1時間の歩行，普段の軽い娯楽活動やスポーツについて[10-X]	0	1	2	3	4	5	6	7	8	9	10
	全くそう感じない										極めてそう感じる
12. 日常生活・社会活動について（例：買い物，移動，友達と会うこと）[10-X]	0	1	2	3	4	5	6	7	8	9	10
	全くそう感じない										極めてそう感じる

（文献3より）

図1 Japanese version of the 12-item of Örebro musculoskeletal screening questionnaire

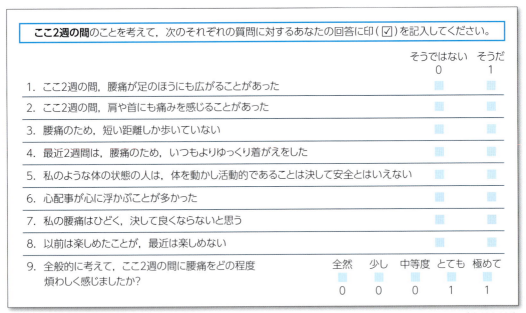

図2 Keele STarT Back(日本語版)

(文献4より)

表3 痛みの破局的思考評価尺度(日本語版)

以下の質問項目に対して,
- まったくあてはまらない:0,
- あまりあてはまらない:1,
- どちらともいえない:2,
- 少しあてはまる:3,
- 非常にあてはまる:4,で得点をカウントする。

| 1. 痛みが消えるかどうか,ずっと気にしている |
| 2. もう何もできないと感じる |
| 3. 痛みはひどく,決して良くならないと思う |
| 4. 痛みは恐ろしく,痛みに圧倒されると思う |
| 5. これ以上耐えられないと感じる |
| 6. 痛みがひどくなるのではないかと怖くなる |
| 7. 他の痛みについて考える |
| 8. 痛みが消えることを強く望んでいる |
| 9. 痛みについて考えないようにすることはできないと思う |
| 10. どれほど痛むかということばかり考えてしまう |
| 11. 痛みが止まってほしいということばかり考えてしまう |
| 12. 痛みを弱めるために私にできることは何もない |
| 13. 何かひどいことが起こるのではないかと思う |

(文献5より)

表4 不公平感の評価尺度(日本語版)

以下の質問項目に対して,
- まったくそう思わない:0,
- まれにそう思う:1,
- ときどきそう思う:2,
- ほとんどいつもそう思う:3,
- いつもそう思う:4,で得点をカウントする。

| 1. 私がどれほどつらいかわかってくれる人はほとんどいない |
| 2. 私の人生はもう元には戻らない |
| 3. 私は他人の不注意のせいで苦しんでいる |
| 4. こんな人生には納得がいかない |
| 5. 元の生活に戻りたいと望んでいる |
| 6. このことは私の人生に影響していると思う |
| 7. 全くもって不公平と感じる |
| 8. 私の症状はたいしたことないと他人から思われているのではないかと思う |
| 9. このひどい経験は他のことでうめ合わせができない |
| 10. 何かとても大切なものを奪われたように感じる |
| 11. 私の夢はもう何も叶わないかもしれないと思う |
| 12. このことが自分の身に起こったと信じられない |

(文献6より)

表5 BS-POP (brief scale for psychiatric problems in orthopaedic patients)

a：治療者用BS-POP

質問項目	回答と点数		
痛みのとぎれることはない	1．そんなことはない	2．ときどきとぎれる	3．ほとんどいつも痛む
患部の示し方に特徴がある	1．そんなことはない	2．患部をさする	3．指示がないのに衣類を脱ぎはじめて患部をみせる
患部全体が痛む（しびれる）	1．そんなことはない	2．ときどき	3．ほとんどいつも
検査や治療をすすめられたとき，不機嫌，易怒的，または理屈っぽくなる	1．そんなことはない	2．少し否定的	3．おおいに否定的
知覚検査で刺激すると過剰に反応する	1．そんなことはない	2．少し過剰	3．おおいに過剰
病状や手術について繰り返し質問する	1．そんなことはない	2．ときどき	3．ほとんどいつも
治療スタッフに対して，人を見て態度を変える	1．そんなことはない	2．少し	3．著しい
ちょっとした症状に，これさえなければとこだわる	1．そんなことはない	2．少しこだわる	3．おおいにこだわる

b：患者用BS-POP

質問項目	回答と点数		
泣きたくなったり，泣いたりすることがありますか	1．いいえ	2．ときどき	3．ほとんどいつも
いつもみじめで気持ちが浮かないですか	1．いいえ	2．ときどき	3．ほとんどいつも
いつも緊張して，イライラしていますか	1．いいえ	2．ときどき	3．ほとんどいつも
ちょっとしたことが癪（しゃく）にさわって腹が立ちますか	1．いいえ	2．ときどき	3．ほとんどいつも
食欲はふつうですか	3．いいえ	2．ときどきなくなる	1．ふつう
1日のなかでは，朝方がいちばん気分がよいですか	3．いいえ	2．ときどき	1．ほとんどいつも
何となく疲れますか	1．いいえ	2．ときどき	3．ほとんどいつも
いつもとかわりなく仕事ができますか	3．いいえ	2．ときどきやれなくなる	1．やれる
睡眠に満足できますか	3．いいえ	2．ときどき満足できない	1．満足できる
痛み以外の理由で寝つきがわるいですか	1．いいえ	2．ときどき寝つきがわるい	3．ほとんどいつも

（文献7より）

表6 腰痛の遷延化に関与する心理社会的要因の評価

質問票	評価項目	得点解釈
Örebro musculoskeletal screening questionnaire (ÖMPQ)簡略版	心理社会要因	総得点72点以上で腰痛遷延化リスク
STarT back screening tool	心理社会要因	総得点≧5かつ心理社会要因得点（質問No.5〜9）≧4で腰痛遷延化ハイリスク群
Brief scale for psychiatric problems in orthopaedic patients(BS-POP)	精神医学的問題	精神的異常のカットオフ ・治療者用BS-POP 11点以上 ・治療者用BS-POP 10点以上でかつ患者用BS-POP 15点
痛みの破局的思考評価尺度	痛みの破局的思考	総得点が高いほど，破局的思考が強い 30点以上はハイリスクの目安
不公平感の評価尺度	不公平感	総得点が高いほど，不公平感が強い 30点以上はハイリスクの目安

※痛み遷延化のリスクが高い症例では，集学的治療を考慮する必要がある。

STEP 1 治療戦略

　慢性腰痛症の治療方針は，保存療法および手術療法に大きく分けられる。近年の研究報告から慢性腰痛症は生物心理社会因子を考慮した複雑な病態背景を考慮する必要性が提唱されており，大半の症例が保存療法を選択されるべきであるというコンセンサスはできつつあるものの，脊椎の構造的変化およびそれに伴う代謝反応が痛みの成因に関与している可能性は否定できないため，外科技術を用いた組織修復術が必要な症例を見極める必要がある。しかしながら今のところ，慢性腰痛症における「痛みの改善」のみにターゲットを絞った手術適応疾患については明確なコンセンサスが得られていないのが現状である。

　一方，神経障害の悪化を含め将来の日常生活障害の進行が予測されうる症例，例えば，脊柱構造の破綻をもたらしうる進行性の強度すべり症，後弯変形・側弯変形などの症例に対しては，単なる腰痛の治療という観点というよりむしろ，座位・立位保持バランス不全などの機能障害や内臓合併症が危惧されうるため，早期の治療介入が検討されるべきである。それでもなお，ある一定の頻度で術後腰痛の発生やその慢性化，術前腰痛の改善不良例があることも知られており，技術的に苦労した手術が，その後の痛み症状をきっかけとして，医師－患者関係の悪化や医療裁判への発展につながる可能性も孕んでいるため，手術の目的についての十分なインフォームド・コンセントおよび術後フォローを含めた良好なラポール形成（医師－患者間の信頼関係）の構築が重要である。

　また実際の臨床現場では，患者年齢の高齢化やその他の合併症による手術の危険性，家族の希望などさまざまな因子を考慮する必要があり，手術の線引きが難しいのも実情である。

STEP 2 保存療法

　保存療法が選択される場合，これまで整形外科で講じてきた方法としては薬物療法主体の治療であるが，近年の報告では「心理療法に基づいた集学的リハビリテーション治療」のエビデンスが確立してきている．具体的には，多職種が連携して行う集学的治療体制が推奨されており，従来の医師を中心とした医療モデルではなく，看護師，理学療法士，臨床心理士，社会福祉士などが連携して，患者の目標設定を最も高めうる方法を検討しながら治療を進めていく．本項では本治療法のなかで，コアとなる目標設定や心理療法に焦点を当て，その具体的手法について紹介したい．

・治療目標の設定

　治療に難渋する慢性疼痛症例は，痛みを完全に取り去ることが難しいと考えられている．従って慢性腰痛症に代表される慢性疼痛のアウトカムは，痛みの程度だけでなく，運動機能，精神機能，患者満足度，治療に伴う副反応，また治療遵守性まで評価することが望ましいとされており，痛みを改善させることよりも具体的な生活目標を設定し，その方法を示していくことが重要となる．実際の治療目標の設定の際には，認知行動療法理論に基づいて，まず患者自身に痛み以外に改善させたい内容を設定させることが重要である．その際，治療目標として設定する内容については，①具体的であること，②実現可能であること，③目標達成度が測定可能であること，④目標への障害が抽出可能であること，⑤短期的目標および長期的目標を期間的目標設定が可能あること，が重要な点と考えられている（図3）．

・認知行動療法理論に基づいた心理療法

　認知行動療法は，人に生じる出来事を認知，感情，行動，身体反応に分解し，その反応性に焦点を当てる心理療法の総称であり，慢性腰痛症に対しては，運動療法と並んで高い治療エビデンスが証明されている．

　実際に認知行動療法を導入する場合を想定してみたい．臨床現場におけるたいていの慢性腰痛症患者の治療目標は「痛みをとること」にあるので，その治療目標を別の治療目標に変更することから始める．その際，「まず痛みをとるのをやめましょう」と伝えるだけでは，患者は納得できないと感じてしまうため，認知行動療法では，患者自身に感じる認知や感情により，実際にそのような行動をとり，どのような身体反応を生じているかを確認させる必要がある．具体的には，痛みのため不安（感情）を感じている場合，原因を究明し痛みをとりたい（認知）という思考が働く．その思考に基づいて，薬の内服やマッサージを受ける（行動）ようになり，さらに痛みが緩和されない（身体反応）場合は，絶望的にもなり，痛みをとりたいと欲求も増強する悪循環に陥ることになる．まずはこのような悪循環の認知および行動面を確認してもらうことにより，慢性腰痛症の悪循環をみつめ直してもらう必要がある．

　続いて，悪循環の一因となっている認知および感情に焦点を当て，痛みのもつ意味に関する指導を行う．具体的には，現状の身体の問題を放置しても問題ないと判断される場合には，「痛み」を体の障害というよりは，脳内における神経信号の知覚誤作動などと説明することにより，感じている痛みが必ずしも悪いものではないことを認識させる．そのうえで，痛みがある場合も活動しても問題のないこと（認知再構成），運動により痛みや機能障害が改善する根拠があること説明し，患者の不安軽減および活動性向上を図る（図4）．また，このような心理療法を行う際には，マインドフルネスとよばれる「自分の感じるあるがままの感覚を受け入れる」という瞑想訓練や，身体活動レベルの調整を行うペーシング，0か100かといった極端な思考癖の是正，レジリエンスの強化など，複数の治療戦略が含まれることも多く，専門的な介入が望ましいケースも想定される．

・良好な医師－患者関係の構築

　良好な医師－患者関係の構築にはまず，ラポール形成の重要性が指摘されている．ラポール形成

短期的目標	長期的目標
実現したい目標—痛みの改善以外に具体的に達成したいこと	
・痛みをとりたい ・10分間座位保持が可能となる	・事務仕事（半日）仕事に復帰したい

なぜその目標を実現させたいか？（説明可能であること）	
・事務作業を行うためには，ある程度の時間，座位保持が必要	・やりがいをもち，生活を維持する

目標達成のため，クリアすべき具体的課題	
・10分間，座位時の腰痛に耐えられる ・持久力を付ける	・自分の座位保持可能な時間に合わせて，可能な事務作業を模索する

課題を達成するための具体的手段と目標達成度	
・腰痛に耐えられる座位保持時間の確認 ・10分が限界であれば，8分から訓練開始 ・8分保持が慣れてくれば，9分→10分へと徐々に時間を増やしていく（1週ごとに達成度を調査し，無理のない範囲で行う）	・自分のできる範囲で，ペースを守り，心理療法，運動療法を続けていく

図3　慢性腰痛症における治療目標の設定

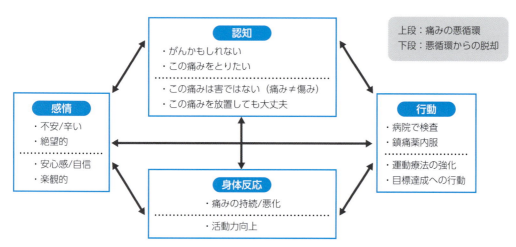

図4　認知行動療法モデル

は医師−患者間の信頼関係をさし，術後の慢性腰痛や事故や労災がらみの慢性腰痛例では，この関係性がうまくいっていないことがよくみかけられる。

良好なラポール形成の構築には，医師の親和的態度が推奨されており，適度の笑顔や患者の発話に対する頷きをもつこと（共感姿勢）が重要である一方，一方的または支配的な発言は威圧的な印象を与えかねないため推奨されていない。また慢性疾患の治療に際しては，患者の受動的診療行動から自らが疾病やそれに伴う症状をコントロールできるようにサポートする姿勢が推奨されている。

また痛みの原因について固執している慢性腰痛患者に対しては，reassurance（＝患者の不安を軽減させ安心させること）が重要な要素であると考えられている。またreassuranceには，「感情的reassurance」と「認知的reassurance」とがあり，前者の場合は，親和的態度により医師−患者関係を良好にすることができるが，それだけで患者アウトカムを改善させることは難しいことが知られている。一方後者の場合，患者に適切な知識およびその対処法を指導することで理論的に患者を安心させることができるため，患者アウトカムの向上に寄与することができると考えられている。

慢性腰痛症患者の保存療法では，セルフマネージメントによる治療戦略が重要であると考えられており，実際セルフマネージメント能力の指標となる自己効力感が，その他の治療アウトカムと関連することが知られている。Nicholasらは，慢性疼痛症患者の自己効力感を測定する質問票を開発しており，日本を含め世界中で翻訳版が普及しているが，60点満点中，17点未満は問題あり，40点以上で良好と考えられている（図5）。また慢性疼痛症患者に対して，国際疼痛学会が推奨している集学的治療プログラムは，いずれもセルフマネージメント能力の向上を目的としており，特に完治困難な痛みをもつ症例に対しては，患者の自立をサポートする意味でも重要な要素と考えられる。

（池本竜則）

		0	1	2	3	4	5	6
1. 痛みがあっても物事を楽しめる		全く自信がない						完璧な自信がある
2. 痛みがあっても家事のほとんど(掃除や皿洗い)をこなせる		全く自信がない						完璧な自信がある
3. 痛みがあっても友達と家族とこれまで通りに付き合える		全く自信がない						完璧な自信がある
4. ほとんどの場合痛みに対応できる		全く自信がない						完璧な自信がある
5. 痛みがあっても何か仕事ができる(家事や報酬のない仕事も含む)		全く自信がない						完璧な自信がある
6. 痛みがあっても趣味や気晴らしなどの楽しいことがたくさんできる		全く自信がない						完璧な自信がある
7. 薬が無くても痛みに対応できる		全く自信がない						完璧な自信がある
8. 痛みがあっても人生の目標のほとんどを達成できる		全く自信がない						完璧な自信がある
9. 痛みがあってもふつうに生活できる		全く自信がない						完璧な自信がある
10. 痛みがあっても徐々に活動的になれる		全く自信がない						完璧な自信がある

図5 Pain Self-Efficacy Questionnaire(日本語版) (文献8より)

文献

1) Laslett M. Evidence-based diagnosis and treatment of the painful sacroiliac joint. J Man Manip Ther 2008;16:142-52.
2) DePalma MJ, Ketchum JK, Saullo T. What is the source of chronic low back pain and does age play a role? Pain Med 2011;12:224-33.
3) Takasaki H, Gabel CP. Cross-cultural adaptation of the 12-item Örebro musculoskeletal screening questionnaire to Japanese(ÖMSQ-12-J), reliability and clinicians' impressions for practicality. J Phys Ther Sci 2017;29:1409-15.
4) 松平 浩, 菊池徳昌, 川口美佳, ほか. 日本語版STarT(Subgrouping for Targeted Treatment)Backスクリーニングツールの開発. 日本運動器疼痛学会誌 2013;5:11-9.
5) 松岡紘史, 坂野雄二. 痛みの認知面の評価:Pain Castrophizing Scale 日本語版の作成と信頼性および妥当性の検討. 心身医学 2007;47:95-102.
6) Yamada K, Adachi T, Mibu A, et al. Injustice Experience Questionnaire, Japanese Version:Cross-Cultural Factor-Structure Comparison and Demographics Associated with Perceived Injustice. PLoS One 2016;11:e0160567.
7) 佐藤勝彦, 菊地臣一, 増子博文, ほか. 脊椎・脊髄疾患に対するリエゾン精神医学的アプローチ(第2報)整形外科患者に対する精神医学的問題評価のための簡易質問票(BS-POP)の作成. 臨整外 2000;35:843-52.
8) Adachi T, Nakae A, Maruo T, et al. Validation of the Japanese version of the pain self-efficacy questionnaire in Japanese patients with chronic pain. Pain Med 2014;15:1405-17.

Ⅲ 疾患別治療法

腰椎
腰部脊柱管狭窄症

　脊柱管狭窄症とは，骨性・靱帯性また椎間板性要因などにより脊柱管や椎間孔が狭小化し，脊髄・馬尾神経・神経根が圧迫されることで神経症状を呈する症候群であり，腰椎部に発生するものを腰部脊柱管狭窄症とよぶ。

　1949年にVerbiestが疾患概念を提唱し，その後1976年にArnoldiら[1]によって国際分類が発表され，骨性または靱帯性要因により種々な型の脊柱管・椎間孔の狭小化を生じた状態であるとされた。

　腰部脊柱管狭窄症には明確な診断基準が定まっていないが，症状の聴取など問診の段階で疑いをもち，後述のポイントに留意しながら診断を行うことで治療に進むことが可能となる。

腰部脊柱管狭窄症
lumbar spinal canal stenosis

Profile　加齢による退行性変化（変形性脊椎症・変性すべり）により，脊柱管や椎間孔が狭小化してこれらが生理的範囲を超える場合に症状が発現する。特徴的な症状である間欠跛行のほか，腰・下肢痛，下肢しびれ，下肢筋力低下，会陰部神経症状などをきたす症候群である。画像上狭窄を認めながらも症状を伴わない場合も多く，また椎間孔部狭窄の見落としや診断の遅れも指摘されており，正確な診断が重要な疾患の1つである。

診　断

臨床症状

・腰痛

　椎間板，椎間関節などの退行性変化や腰椎不安定性などを伴うため腰痛を自覚することも多いが，腰痛を自覚しない症例もあるため注意を要する。また馬尾神経や神経根圧迫による腰痛も存在するが，下肢症状を伴わず進行する重篤な腰痛の場合には椎体骨折・転移性脊椎腫瘍・脊椎炎などを念頭に置いて診察にあたる必要がある。

・殿部痛・下肢痛・下肢しびれ

　殿部痛や下肢痛は，外側陥凹部や椎間孔部における神経根の圧迫により生じることが多いと考えられており，障害神経根支配領域に一致した部位に疼痛が生じる（例えばL4/5高位におけるL5神経根障害の場合，大腿外側・下腿前外側・足背部などに疼痛を感じることが多い）。このような外側型（**図1**）と異なり，全周性に神経が圧迫される

中心型では多根性障害となることが多く，両下肢の広範囲に異常感覚（しびれ，灼熱感など）を訴える（図2）。

・下肢筋力低下・脱力

重症例では下肢筋力低下を認めることもあり，ミオトームより障害神経を判断することが重要となる。

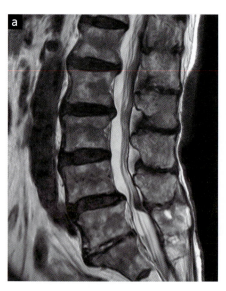
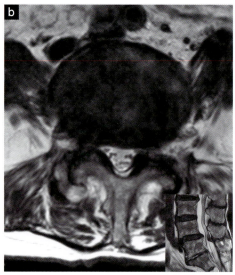

図1　左 L5 神経根症を呈する外側型圧迫症例の MRI
L4/5 高位で黄色靱帯の肥厚ならびに外側陥凹部の狭小を認める。
a：矢状断像
b：横断像

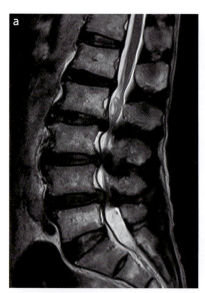
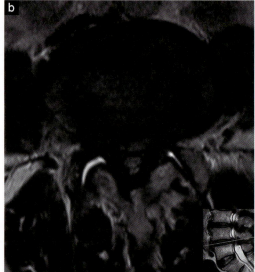

図2　両下肢広範囲のしびれと排尿障害を認める中心型圧迫症例の MRI
L2/3，3/4，4/5 と多椎間での圧迫を認める。
a：矢状断像
b：横断像

・神経性間欠跛行

　腰部脊柱管狭窄症の最も特徴的な症状であり，血管性ならびに脊髄性間欠跛行との鑑別を要する（**表1**）。立位継続や歩行により増悪し，体幹前屈や座位により緩和する下肢痛・下肢しびれが特徴である。体幹が前屈となる押し車やカートを使用して歩くと歩行距離が長くなることや，自転車はいくらでもこぐことができるとの訴えも特徴的で，本疾患を疑うこととなる（**図3**）。

表1　間欠跛行の鑑別

	神経性間欠跛行		血管性間欠跛行
	馬尾性間欠跛行	脊髄性間欠跛行	
症状	疼痛・しびれ・異常感覚	しびれ・だるさ	疼痛
症状の改善	姿勢の変化（前屈位）で回復	歩行の中止で回復	
反射	減弱〜消失	亢進	正常
動脈拍動	正常	正常	消失

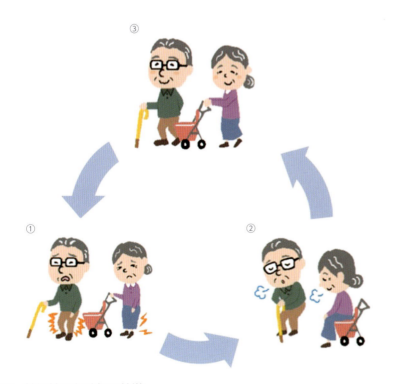

図3　神経性間欠跛行の特徴
①歩行開始により下肢痛・しびれ・脱力などが出現し，歩行継続によりこれらの症状が増強し歩行継続が困難となる。②一般的に姿勢の変化（前屈位や座位）で症状は消失し，③再歩行が可能となる。

> **POINT** 腰部脊柱管狭窄症に伴う間欠跛行は，機能的に馬尾型・神経根型・両者の合併である混合型に分類される。馬尾型は圧迫高位以下の多根性障害であり，両側の殿部，下肢，会陰部の異常感覚（しびれ，灼熱感，締め付け感）を自覚症状とし，膀胱直腸障害を伴うこともあり保存的治療に抵抗する場合が多い。神経根型は，圧迫され障害を受けた神経根支配領域（デルマトーム）に一致した殿部や下肢の疼痛を自覚症状とした単根性障害であり，後述の保存療法に反応することも多い。その両者の合わさった特徴を示すものが混合型である（表2）。

> **POINT** 脊柱管内での神経圧迫の場合，立位継続や歩行により下肢症状が増悪し前屈や休息で症状改善することが1つの特徴であるが，安静時や座位時に下肢痛が誘発される場合には，後根神経節が圧迫される椎間孔部狭窄（椎間孔内や椎間孔外部狭窄）の場合があるため注意を要する。

・膀胱直腸障害・会陰部症状

馬尾型障害の重症例では会陰部のしびれや膀胱直腸障害を認めることがある。遷延性排尿・尿勢低下・頻尿・残尿感などがあり，本疾患ではなく前立腺肥大や年齢によるものと考える患者も多いため重要な問診項目である。歩行負荷により尿失禁や男性の場合には勃起症状が生じることもある。

身体所見

・外観（脊柱の所見）

胸腰椎部を後方側方から確認することにより，脊柱側弯や後弯の有無を評価する。前後屈による脊柱可動性を確認する際には下肢症状誘発に注意が必要である。

・誘発試験

同じく下肢痛を有する腰椎椎間板ヘルニアと比較して，本疾患では下肢伸展挙上（straight leg raising：SLR）テストや大腿神経伸展テスト（femoral nerve stretch test：FNST）は陰性であることが多い。

Kemp徴候（患側への腰椎後屈・側屈を強制することで患側下肢痛が誘発される）は，神経根型の症例で陽性となることがある（図4）。

表2　腰部脊柱管狭窄症による間欠跛行の機能的分類

	自覚症状	障害神経
馬尾型	異常感覚：両側殿部・下肢・会陰部などのしびれや締め付け感	多根性
神経根型	疼痛：片側の殿部や下肢痛	単根性
混合型	馬尾型と神経根型の両方の特徴を有する	多根性

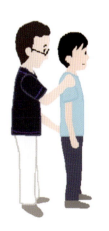
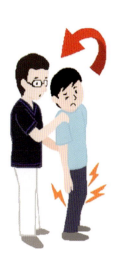

図4　Kemp 徴候
患者を立位とし膝を伸展したまま，検者が後方に立ち患者の腰椎を後側屈させる。同側の下肢痛を生じた場合を陽性とする。

・感覚

デルマトーム（皮膚分節）を参考に，触覚・痛覚・温度覚低下，異常感覚などの感覚障害を認める部位から責任高位を推測することも重要な手続きである。安静時には感覚障害が軽微か認めないことも多いため注意を要する。

・筋力

歩行負荷テストにより初めて筋力低下を呈することもある。罹病期間が長期となる症例では筋萎縮を認めることもあり，また神経内科疾患との鑑別のためにも大腿や下腿周径を測定するとよい。L5神経根障害の場合，下垂足を呈することがある。

> **POINT**
> ・疼痛やしびれの誘発部位，感覚障害や筋力低下部位などより障害高位を推定し，後述の画像所見で説明可能かを確認することが大事である。
> ・感覚障害・筋力低下や下肢腱反射低下などは，歩行負荷テストにより所見が認めやすくなるため，病棟などを一緒に歩行して症状の変化を聴取し，歩行負荷後にも診察を行うことが重要である。

・反射

膝蓋腱反射・アキレス腱反射低下の有無をチェックする。逆に反射亢進の場合にはBabinski反射の所見と併せて脊髄症の鑑別が必要となる。

画像所見

・単純X線

脊椎症性変化（椎間板高減少・骨棘形成・椎間関節の関節症変化など）や後側弯，すべりなどの存在は本症を疑わせる所見である。腰椎側面像の機能撮影（前屈・後屈位での動態撮影）による椎間不安定性の評価を行う。分離症を疑う場合には両側斜位像で確認を行う。

・MRI

本疾患の画像診断として最も適した有効な検査法である（図2）。しかしながらMRI上での画像的脊柱管狭窄は，高齢者において症状を有さない健常者にも高率に認めるため，臨床症状や身体所見など総合的な判断が必要となる。圧迫所見の確認は，矢状断正中像だけではなく傍正中像や横断像で外側陥凹部や椎間孔内部に狭窄がないか確認する。神経根奇形存在の有無・外側ヘルニア・椎間孔部（椎間孔内・椎間孔外）狭窄有無の診断に3D-MRIは欠くことができないツールである[2]（図5）。

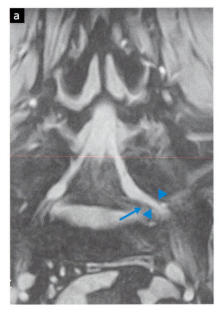 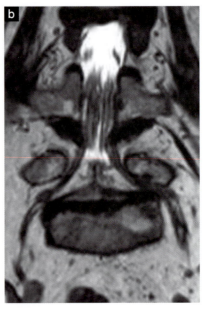

図5 3D-MRIから切り出した第5腰神経描出像
L5/S膨隆椎間板による左L5脊髄神経の横走化(矢印)と椎間孔部での絞扼(矢頭)がみられる。
a：PROSET法
b：VISTA法

・CT
　脊柱管の骨性形態や狭窄の描出に優れており，黄色靱帯の石灰化や骨化，終板障害の有無などの判断に必要な検査である。

・脊髄腔造影
　入院を要し造影剤を用いるという侵襲性よりMRIで代用する施設も増えているが，MRIが撮影困難な症例や動的因子が主要因である場合に診断威力を発揮する。

・神経根造影
　神経根周囲に造影剤を注入することにより，選択的に神経根および脊髄神経を描出する方法である。併せて行う神経根ブロックとともに判断し，障害神経根の高位診断および神経根・脊髄神経の圧迫部位や状態を確認するために必要な検査である(図6)。

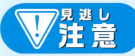
- 脊髄円錐および円錐上部にも圧迫病変がないか確認することも重要である。
- L5神経根症を呈する症例では特に3D-MRIによる椎間孔部病変の確認が必要である(図5)。
- 腰仙椎神経根奇形の診断にdiffusion neurographyも有用である(図7)。

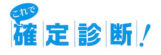
- 臨床症状・身体所見と画像所見の一致により確定診断する。
- 歩行負荷による症状の変化を詳細に聴取することが必要で，歩行負荷後にも診察を行い神経学的所見を確認することが重要である。

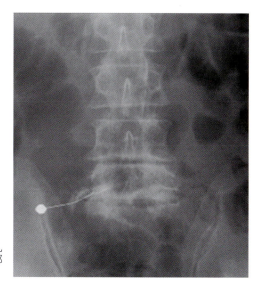

図6 左L5神経根造影像(左L5神経根症)
L5椎間孔入口部での造影剤途絶像を認め、L5/S椎間孔部での横走像を認めるため外側陥凹部および椎間孔部2箇所での圧迫が疑われる。

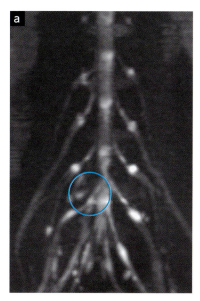 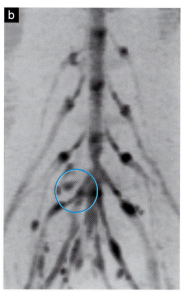

図7 Diffusion neurography
低位分岐と吻合(caudal origin and conjoined)の神経根奇形を認める(丸印内)。
bはaの白黒反転表示。

鑑別診断

- 間欠跛行は、神経性間欠跛行と血管性間欠跛行に分類され、腰部脊柱管狭窄症の特徴である神経性間欠跛行を診断するために両者の鑑別が重要である。
- 血管性間欠跛行との鑑別には下肢動脈(足背動脈など)の拍動触知や足関節上腕血圧比(ankle brachial pressure index;ABI)の測定が重要である。血管性間欠跛行が歩行の中断だけで改善するのに対して、本疾患の間欠跛行は座位や体幹を前屈位にすることで改善することも鑑別のポイントである(**表1**)。
- 関節疾患との鑑別のために、股・膝・足関節の変形・可動域制限や運動時痛の有無を検査することは重要であり、必要に応じて関節ブロックでの鎮痛効果確認が鑑別となることもある。

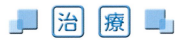

STEP 1 治療戦略

　まずは保存療法が第1選択となる。特に神経根型に対する手術適応は相対的であり，保存療法が有効な場合も多い。これに対し，馬尾型は保存療法が無効な場合が多く進行性である。明らかな下肢筋力低下や膀胱直腸障害を伴う症例は早期に手術療法を検討すべきである。画像上狭窄を認めながらも症状を伴わない場合も多く[3]，軽症や中等症の場合，その1/3ないし1/2では自然経過でも良好な予後が期待できる[4]とのレビューもあることから，症状を伴わない画像狭窄に対する手術加療は慎まなければならない。

STEP 2 保存療法

・薬物療法

　わが国では疼痛に対して，非ステロイド性抗炎症薬（nonsteroidal anti-inflammatory drugs；NSAIDs）や家兎炎症皮膚抽出液，しびれや間欠跛行に対しては経口プロスタグランジンE_1誘導体製剤，ビタミンB_{12}製剤やビタミンE製剤などが使用されている。その他，筋弛緩薬や芍薬甘草湯・牛車腎気丸などの漢方薬，あるいは睡眠薬・抗うつ薬・抗不安薬なども症例に応じて併用することがある。最近ではプレガバリンを代表とする神経障害性疼痛治療薬の使用頻度が多くなってきているが，副作用発現に注意が必要である。

・装具療法・日常生活指導

　変性すべりや変性後側弯に対する腰部の固定や腰椎伸展を制限する目的で装具が用いられる。日常生活指導は重要であり，本疾患は腰椎伸展位で神経の圧迫が増強し症状が悪化することを理解してもらい，腰椎伸展動作を避けることや押し車・カートの使用を推奨する。また歩行時に下肢症状が出現した場合，無理して歩行継続せず，前屈位や座位で休憩することの重要性を説明しておく。

・ブロック療法

　前述の保存療法が効果を示さない場合に，ブロック療法は有用な方法である。腰椎硬膜外ブロック，仙骨硬膜外ブロック，選択的神経根ブロックなどがある。一般的に神経根型に有効とされているが，いずれの方法も神経損傷・感染・血腫などの発生に注意が必要である。選択的神経根ブロックは前述のごとく障害神経根判定に有用で，再現痛やブロック後の歩行負荷テストでの症状変化の確認が重要である。

保存療法 → 手術療法 のターニングポイント

保存療法が優先されるが，下記の場合には手術適応となる。
・明らかな下肢筋力低下や膀胱直腸障害を伴うもの。
・安静時に強い下肢しびれが存在する場合。
・歩行時に会陰部症状が誘発される場合。
・保存療法が効果なく，日常生活動作制限が強い症例。

STEP 3 手術療法

・除圧術（開窓術，部分椎弓切除術など）

障害椎間を構成する椎弓，椎間関節，黄色靱帯などを神経組織の除圧に必要な範囲切除する方法である．顕微鏡や脊椎内視鏡を用いる低侵襲手術も有用である．

・固定術

障害椎間に動的不安定性を有する場合や，除圧術により不安定が惹起される場合などに選択される．骨移植にインストゥルメンテーションを併用する方法が選択される場合が多い．最近では低侵襲に前方や側方から椎体間固定を行い間接的に除圧を獲得する術式も行われるようになってきている．

> **POINT** FBSS（failed back surgery syndrome）を予防するために障害高位診断が重要であるとともに，脊柱管内側から外側にかけての障害部位診断も忘れてはならない．

（岩﨑　博，山田　宏）

文献

1) Arnoldi CC, Brodsky AE, Cauchoix J, et al. Lumbar spinal stenosis and nerve root entrapment syndrome, definition and classification. Clin Orthop 1976；115：4-6.
2) Yamada H, Terada M, Iwasaki H, et al. Improved accuracy of diagnosis of lumbar intra and/or extra-foraminal stenosis by use of three-dimensional MR imaging: comparison with conventional MR imaging. J Ortop Sci 2015；20：287-94.
3) Ishimoto Y, Yoshimura N, Muraki S, et al. Prevalence of symptomatic lumbar spinal stenosis and its association with physical performance in a population-based cohort in Japan：the Wakayama Spine Study. Osteoarthritis cartilage 2012；20：1103-8.
4) 腰部脊柱管狭窄症の自然経過はどのようなものか．腰部脊柱管狭窄症診療ガイドライン2011．東京：南江堂；2011. p20-1.

Ⅲ 疾患別治療法

腰椎
腰椎椎間板ヘルニア

腰椎椎間板ヘルニアの診断のポイント（理学所見，神経学的所見，画像所見），保存療法（薬物療法，ブロック療法），手術療法（適応，従来法，低侵襲治療）について述べる。

腰椎椎間板ヘルニア
lumbar disc herniation

Profile 腰椎椎間板ヘルニアは，椎間板の髄核が後方の線維輪を部分的あるいは完全に穿破し，髄核や線維輪の一部が脊柱管内に突出あるいは脱出して神経根を圧迫し，腰痛や下肢神経症状を呈する疾患である[1]。男女比は2～3：1で男性に多く，好発年齢は20～40歳代である。椎間板高位ではL4/5椎間が最も多く，次いでL5/S椎間が多い。原因としては椎間板の変性などに加え，重量物挙上や前屈動作，体幹部の回旋運動などが挙げられる[2,3]。

診 断

症状

腰痛および罹患高位に一致した片側性の下肢への放散痛である。咳やくしゃみなど腹圧上昇に伴う疼痛増強，疼痛による腰椎前屈制限，疼痛性（機能性）側弯などがみられ，馬尾障害では排尿障害が出現することもある。

理学所見

徒手検査としては，下肢伸展挙上（straight leg raising；SLR）テスト，大腿神経伸展テスト（femoral nerve stretching test；FNST）などの神経伸展試験がある。

・下肢伸展挙上（SLR）テスト（図1）

坐骨神経とL5・S1・S2神経根レベルの障害で陽性となる。仰臥位で股関節を屈曲していくと，片側の坐骨領域に疼痛が誘発される。椎間板ヘルニアの場合は，股関節屈曲35～70°から疼痛が出現する。70°以上で疼痛が出現する場合は，椎間関節由来の痛みを疑う。椎間板レベルが病変であれば，Lasègue testやBragard testなどの徒手検査も陽性となる[4]。

・大腿神経伸展テスト（FNST）

L2・L3・L4神経根レベルの障害で陽性となる。症状側を上にした側臥位とし，反対側の股関節・膝関節を軽度屈曲位とする。検査側の膝関節を伸展位として股関節を15°まで伸展し，次に膝関節を屈曲させることで，大腿部から下腿の前面に疼

痛が誘発されれば陽性である。

神経学的所見

下肢の知覚障害・運動障害・深部腱反射を詳細に評価していく。特に左右差に注意しながら評価することが重要である（表1）。例えば，L4/5椎間板レベル右側の脊柱管内ヘルニアであれば，右L5神経根の障害により，右下腿外側から足背の知覚鈍麻，運動では右足関節・母趾背屈の筋力低下が生じ，深部腱反射の低下はみられない。

> **POINT** 注意すべき点は，L5/S椎間板レベルの椎間孔外（外側ヘルニア）でも同様の所見がみられるということである。

画像検査

腰椎MRI検査の有用性が高く，確定診断には必須の検査となる。しかし，偽陽性もある点（無症候性の椎間板変性・膨隆を含む）や，発育期の骨端輪骨折の遺残としての骨性終板を含んでいる場合（その場合は自然退縮が望めない）もあるということを理解しておく必要がある。また，移行椎の症例ではMRIだけでなく，単純X線像や理学所見，神経学的所見も確認し，罹患高位を見誤らないように注意する。

・ヘルニアの脱出型の分類（図2）

ヘルニア脱出の程度として，Macnabら[5]は，①protrusion（線維輪の断裂が外層まで至らず，髄核が線維輪を越えず膨隆したもの），②subligamentous extrusion（線維輪の外層まで

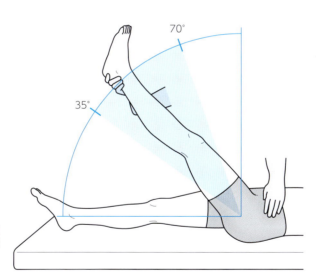

図1　下肢伸展挙上（SLR）テスト
仰臥位で股関節を屈曲していくと，片側の坐骨領域に疼痛が誘発される。椎間板ヘルニアの場合は，股関節屈曲35〜70°から疼痛が出現する。

表1　下肢神経根支配領域における知覚，運動，深部腱反射

神経根	知覚	運動	深部腱反射
L4	膝周囲〜下腿内側	膝関節伸展，足関節背屈	膝蓋腱反射
L5	下腿外側〜足背	足関節・母趾背屈	なし
S1	足趾外側〜足底	足関節・母趾底屈	アキレス腱反射

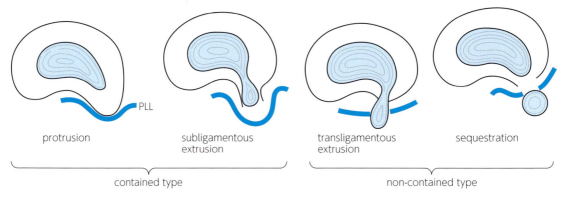

図2 腰椎椎間板ヘルニアの分類
PLL：posterior longitudinal ligament（後縦靱帯）

（文献5より）

至る断裂があり，髄核が脱出して膨隆したもの），③transligamentous extrusion（後縦靱帯の断裂があり，髄核が脊柱管内に脱出するが，椎間板内に残存した髄核と連続性を保っているもの），④sequestration（脊柱管内に脱出した髄核が，連続性を失い遊離しているもの）の，4つのタイプに分類している。また手術所見によって，protrusion，subligamentous extrusionはcontained type，transligamentous extrusion，sequestrationはnon-contained typeと分類される（**図2**）。

・**腰椎単純X線検査**

　単独でヘルニアを診断することは非常に困難であるが，動的因子の評価と鑑別疾患除外のためには必須の検査である。特に腰痛・下肢痛をきたす腫瘍性疾患（転移性脊椎腫瘍，原発性脊椎腫瘍，脊髄・馬尾腫瘍など）や，感染性疾患（化膿性脊椎炎，結核性脊椎炎など）を見落とさないことは非常に大事である。

　正面像では転移性脊椎腫瘍に特徴的な椎弓根の骨溶解像（owl's winking sign）や，側面像では化膿性脊椎炎に特徴的な終板の破壊像の有無を確認する。また，側面像では椎間板高の狭小化に伴う椎間孔狭窄を見落としやすいため，中高年の症例では特に注意して観察する必要がある。通常の正・側面2方向撮影のみではなく，腰椎側面像で前後屈の機能撮影を行い，動的因子の確認（不安定性の有無を評価）を行うことも必要である。また，両斜位像では腰椎分離症の有無も診断が可能である。

・**腰椎MRI検査**

　MRI検査は前述の通り，腰椎椎間板ヘルニアを診断するために最も優れた検査法である（**図3**）。ただし，画像上椎間板膨隆があっても，下肢神経根領域の症状がなく，腰痛のみの患者の場合には診断に難渋することがある。また，無症候性のヘルニアも存在するため注意が必要である。外側ヘルニアは見落としやすいため，脊柱管内だけではなく，椎間孔内・外の評価も十分に行う（**図4**）。

・**腰椎CT検査**

　必須の検査ではないが，前述した発育期の骨端輪骨折の遺残としての骨性終板を含んでいる場合には診断的価値が高い。

神経根造影検査

　本検査は神経根ブロックと併用して各種腰椎疾患の診断・治療に使用される手技である。侵襲的な検査であるため，MRI検査で圧迫が明らかな腰椎椎間板ヘルニアでは必ずしも必要としないが，高位診断に迷うような症例（脊柱管狭窄や変性側弯に合併する例など）では，穿刺針の刺激に

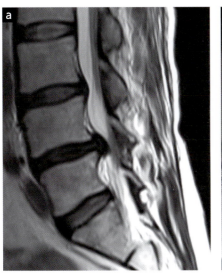
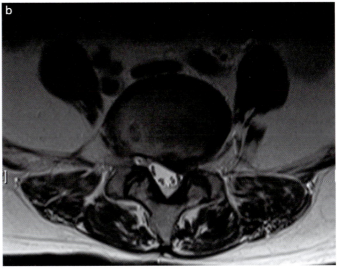

図3 L4/5 椎間板ヘルニアの MRI
44歳，女性。L4/5椎間板ヘルニアによる腰痛，左下肢痛を呈している患者。
a：L4/5 MRI T2強調矢状断像
b：同横断像でヘルニアが左L5神経根を圧迫している。

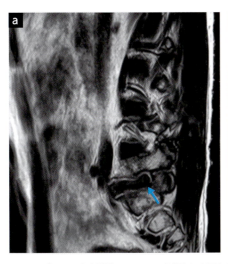
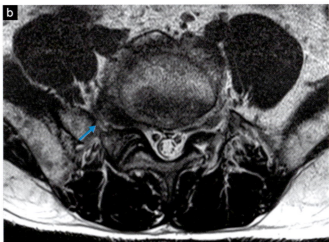

図4 右L5/S 外側ヘルニア症例の MRI T2 強調像
a：矢状断像で椎間孔にヘルニアがみられる(矢印)。
b：横断像で外側ヘルニアにより右L5神経根が圧迫されている様子がみられる(矢印)。

よる放散痛の領域の確認と，イオヘキソールなどの非イオン性造影剤の注入による薬液の広がりを確認する(図5)。もちろん，ヨード造影剤に過敏症の既往歴のある患者や，重篤な甲状腺疾患のある患者は禁忌であり，初回使用の場合にもアナフィラキシーショックなどの可能性について十分なインフォームド・コンセントを行う必要がある。患者・術者ともにX線被ばくのリスクがあるため，照射野を絞ることや短時間照射とすること，術者は防護衣・防護眼鏡を着用することが重要である。

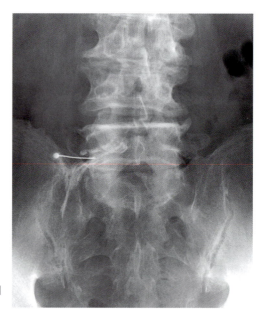

図5 神経根造影検査
腹臥位で撮影しているため，本症例では左L5神経根が造影されている。

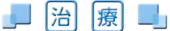

STEP 1 治療戦略

　腰椎椎間板ヘルニアの一部は，自然縮小または消退する可能性があることも理解しておくべきである。**表2**に示すように，自然消退しやすいヘルニアは，遊離型や脱出型のようなnon-contained typeのヘルニア，サイズが大きなヘルニア，造影MRI検査でリング状に造影されるヘルニアといわれている。自然消退しにくいヘルニアは，突出型や膨隆型などのcontained typeのヘルニアといわれている。注意すべき点は，サイズが小さく椎間板の膨隆のみで，一見画像上はひどくないといわれがちなヘルニアについては自然経過で消退しにくいということである。
　腰椎椎間板ヘルニアの治療の原則は保存療法である。膀胱直腸障害を伴うような重症の馬尾症状を伴う症例や高度の運動麻痺を伴う症例では，早期に手術療法を行うことが強く推奨されている。神経根症状が中心の症例に対しては，一般的には6～8週間の保存療法を行った後に手術療法を勧めることが多い（相対的手術適応）。しかし，保存療法の期間については症例により異なる。保存療法抵抗性で日常生活に支障をきたしているような症例や，好発年齢である20～40歳代は仕事を長期間休めないという社会的事情も考慮する必要があることを理解しておくべきである。また，早期復帰を目指すアスリートや，スポーツ・学業への早期復帰を希望する学生なども十分なインフォームド・コンセントのうえで，早期に手術療法を行うこともある。

表2　ヘルニアの自然経過

自然消退しやすいヘルニア	自然消退しにくいヘルニア
・遊離型・脱出型 　(non-contained type) ・サイズの大きなヘルニア ・造影MRIでリング状に 　造影されるヘルニア	・突出型・膨隆型 　(contained type)

STEP 2　保存療法

　腰痛や下肢痛が強い急性期は，日常生活動作制限(前屈動作など)やコルセットなどの装具療法による局所安静と，消炎鎮痛薬[非ステロイド性抗炎症薬(nonsteroidal anti-inflammatory drugs；NSAIDs)などの経口薬，坐薬]，中枢性筋弛緩薬を中心とした薬物療法が治療の原則となる。診療ガイドラインからも安静臥床については積極的には勧められておらず，疼痛の範囲で活動を制限しないことが重要である。

・薬物療法

　腰椎椎間板ヘルニアに伴う腰痛に対するNSAIDs単独，中枢性筋弛緩薬との併用の有効性が報告されている。一方で，神経根障害に対するこれらの薬剤の疼痛軽減効果は示されていない。外来診療の場面では神経障害性疼痛に対して，プレガバリン，トラマドールなどの薬剤を前述した薬剤に追加することが多いが，今後エビデンスの蓄積が望まれる。

・ブロック療法

　神経根症による高度の下肢痛を訴え，各種薬物療法に抵抗する症例に対して，ブロック療法(硬膜外ブロック，選択的神経根ブロック)は保存療法の1つの選択肢として，治療開始早期で疼痛軽減の可能性がある治療法である。

　硬膜外ブロックには，椎弓間からアプローチする場合(腰部硬膜外ブロック)と仙骨裂孔からアプローチする場合(仙骨硬膜外ブロック)とがある。選択的神経根ブロックには，前述のように造影検査に引き続いて診断的治療として行われる場合と，継続的治療として行われる場合がある。

・斜位法での選択的神経根ブロック

　右L5神経根ブロックを行うことを想定した場合で説明する(図6)。まず患者をX線透視台に腹臥位とし，L5椎体の頭側終板がそろうような腰椎単純X線正面像を得た後，患側を少し上に傾け，腰椎X線斜位像を得る。いわゆる「スコッチテリア犬の画像」を得たら，椎間孔の頭側から穿刺針をまっすぐに落としていく(穿刺部位はスコッチテリアの首から下顎の辺りになり，図6のように針が点となるように穿刺する)。

　下肢への放散痛が得られたら，まずは普段の痛みとの再現性を確認する。造影検査を行った後に，診断的治療のみの場合は局所麻酔薬を1cc以下の少量，継続的な治療効果を期待する場合は1cc以上注入する。後者の場合には必ずしも造影は必要ない。

　注意点としては，局所麻酔薬による下肢の筋力低下が出現する場合があるため，外来診療で行う場合にはバイタルサインの確認と歩行時のふらつきがないことを確認した後に帰宅させる。前述のように造影剤や局所麻酔薬による即時型アレルギー(重篤な場合，アナフィラキシーショック)にすぐに対応できる体制を整えておくことも重要である。

　硬膜外副腎皮質ステロイドを併用する場合が多いが，有効性については議論が分かれるところである。使用に際しては，糖尿病や消化性潰瘍の既往などに注意して行うべきである。

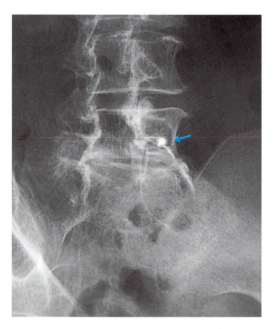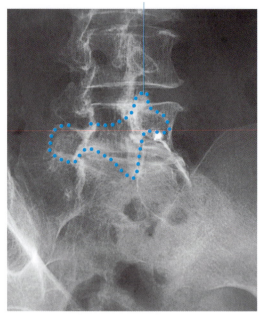

図6 斜位法での選択的右L5神経根ブロックを行っている様子
矢印は穿刺針の位置を示しているが，穿刺位置から一直線に針が点になるように進める．

STEP 3 手術療法

　腰椎椎間板ヘルニアの後方手術においては，通常のヘルニア摘出術（Love法）に加え，顕微鏡，さらに内視鏡を使用した摘出術が行われている．内視鏡を用いた方法には，内視鏡下椎間板ヘルニア摘出術（micro endoscopic discectomy；MED，図7），full-endoscopic discectomy（FED）などがある．FEDには，土方式経皮的椎間板摘出術から発展したtransforaminal approach（図8，9），MEDをさらに小さな皮切で行うinterlaminar approach，外側ヘルニアに対するposterolateral approachなどの方法があり，これらの方法を駆使してさまざまなタイプのヘルニアの治療に適応がある．

　通常の椎間板ヘルニア摘出術と顕微鏡下椎間板ヘルニア摘出術，MEDの術式間の治療成績は同等であるが，顕微鏡視下腰椎椎間板ヘルニア摘出術は術野が明るく鮮明で止血が容易であり，手術時間が若干短縮されたと報告されている．MEDは，小切開で術中の出血量が少なく，退院および通常の日常生活や労働への復帰が早く低侵襲である．手術法の低侵襲化が進んでおり，患者のニーズとしても低侵襲治療を希望する例が多いが，これらの治療法にはラーニングカーブがあるため，脊椎内視鏡下手術・技術認定医が行う施設で行うべきであると考える．

　これまで，PED（percutaneous endoscopic discectomy）といわれていた最小侵襲内視鏡手術は，国際的にはFED（full-endoscopic discectomy）がふさわしく，現在統一化がなされている．本稿では，FEDを使用させていただく．

〔手束文威，西良浩一〕

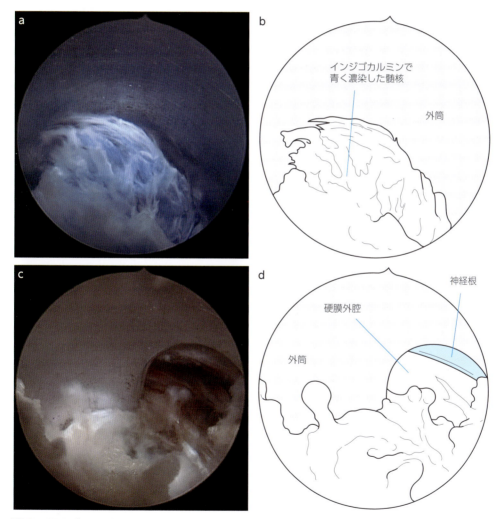

図7　MEDの術中鏡視像
a：右の鉗子でヘルニアを摘出している様子。左の吸引管は神経根を正中側へ引きながら保護している。
b：シェーマ

図8　FED（transforaminal approach）の術中鏡視像
a：椎間板内に内視鏡が挿入されている。
b：aのシェーマ
c：内視鏡を椎間板外に引き抜き，硬膜外鏡視を行っている。神経根の除圧が確認できる。
d：cのシェーマ

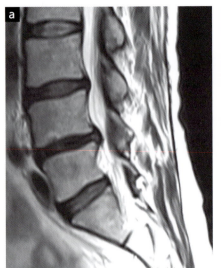
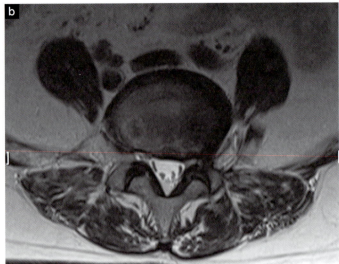

図9 図3の症例の術後1年MRI T2強調像
a：矢状断像
b：横断像で硬膜と左L5神経根の圧迫が改善している。

文献

1) 日本脊椎脊髄病学会編．脊椎脊髄病用語辞典．改訂第5版．東京：南江堂；2015．
2) 日本整形外科学会/日本脊椎脊髄病学会監，日本整形外科学会診療ガイドライン委員会/腰椎椎間板ヘルニア診療ガイドライン策定委員会編．腰椎椎間板ヘルニア診療ガイドライン．改訂第2版．東京：南江堂；2011．
3) 岩崎幹季著．脊椎脊髄病学．第2版．東京：金原出版；2016．
4) Cipriano JJ著，斉藤明義監訳．写真で学ぶ整形外科テスト法．神奈川：医道の日本社：1986．
5) Macnab I, McCulloch JA, Weiner DS, et al. Chemonucleolysis. Can J Surg 1971；14：280-9．

Ⅲ 疾患別治療法

腰椎
腰椎の外傷

腰椎の外傷は，若年者と高齢者では受傷機転から骨折形態，治療法に至るまで異なる。本項ではそれぞれに対する診断，治療について述べたい。

腰椎の外傷
trauma of the lumbar spine

Profile 胸腰椎移行部（T11-L2）は一体化した胸郭の下にあり，後弯位の胸椎から前弯位の腰椎へとつながる脊椎矢状面カーブの変曲点となるため，応力が集中しやすく脊柱のなかでも骨折の好発する部位である。さらにこの高位は脊髄が円錐部，馬尾へと移行する部位であるため，骨折によって神経が障害されると多彩な神経症状を呈することがある。

診 断

理学所見

・若年者

通常，若年者の脊椎骨折は交通事故や高所からの転落といった高エネルギー外傷により生じる。そのため多臓器損傷を合併している場合も多く，搬送時にすでにショック状態に陥っていることもある。その場合にはまず救命処置を優先する。体動時痛が強く，体位変換により神経に新たな損傷を加えないためにも慎重な管理が必要である。急性期の神経学的評価は非常に重要である。急性期に下肢筋力，感覚，反射が残存していれば不全麻痺であるが，これらが完全に消失していても脊髄ショックという状態も考えられ，この時点で完全麻痺と診断することはできない。受傷後24〜72時間を経過して脊髄ショックを離脱しても神経症状の改善がみられなければ，完全麻痺と診断できる。仙髄領域の麻痺の評価では，完全麻痺か不全麻痺かを鑑別するうえで重要なので，肛門周囲の知覚，肛門括約筋の随意収縮の有無は必ず診察する。ただし，馬尾レベルの骨折においては画像上神経組織に高度の圧迫があっても神経症状がないことをしばしば経験する。

・高齢者

一方，高齢者の脊椎骨折は脆弱性骨折のため，必ずしも転倒などの受傷機転がなく，物を持ち上げたり腰をひねったりといった軽微な外傷でも骨折が起こりうる。診断における臨床症状として重要なのは動作時の痛みであり，寝返りや起き上がりの際の強い痛みを特徴とする。安静にしても痛みが続く場合には，感染性脊椎炎や悪性腫瘍の脊椎転移などを念頭に置くべきである。高齢者は受

傷時には神経症状がないことが多いが，診断や治療の遅れ，椎体圧潰の進行により後に麻痺が生じることがある（遅発性麻痺）。

画像所見

・単純X線像（図1）

若年者の高エネルギー外傷においては，単純X線像により骨折の診断が容易に可能である。正面像で椎体・棘突起の配列，椎弓根・椎間関節の損傷を評価する。側面像では，椎体の形態・転位，後方要素の開大，局所後弯の程度を評価する。後壁損傷の程度に関してはCTによる詳細な評価が必要である。一方，骨粗鬆症性椎体骨折は胸腰椎移行部を含めた評価が重要で，椎体前壁や終板の不正像，椎体高の減少などで診断する。仰臥位と座位（または立位，側臥位）など，体位を変えてX線側面像を撮影することにより，その椎体可動性から新鮮骨折を診断できる場合もある。しかし，不顕性骨折例や陳旧性椎体骨折が混在することも多く，X線像のみで診断するのが困難な場合も少なくない。骨折が疑わしい場合には，後日改めて撮影して比較したり，できるだけ早くMRIを撮影して骨折を診断することが望ましい。

・CT（図2）

骨折や脱臼などの骨性要素の把握に有用である。Middle columnが損傷を受ける破裂骨折においては，骨片占拠率を評価することで麻痺の程度を推測することが可能となる。また，3D MPR像を用いることで，より正確な損傷形態の把握，治療計画の立案が可能となる。しかし，CTを用いても不顕性骨折の診断や陳旧性骨折との鑑別はときに困難な場合がある。

・MRI（図3）

現時点で骨折の診断において最も精度の高い画像診断法である。T2脂肪抑制像（STIR）が診断には有用である。MRIは骨折の診断のみならず，硬膜の圧迫・損傷，硬膜外血腫の有無，後方要素の損傷の把握にも有用である。ペースメーカー挿入など，MRI撮影が不可とされた場合，骨シン

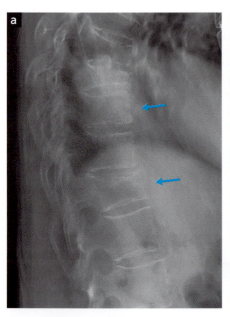 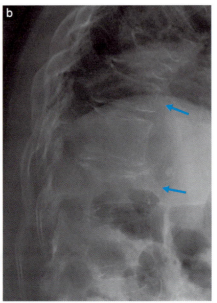

図1 腰椎単純X線像
新鮮骨折の際には椎体可動性がみられる（矢印）。
a：仰臥位側面像
b：座位側面像

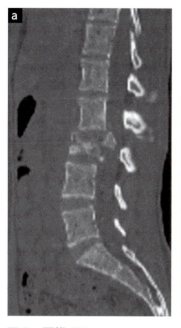
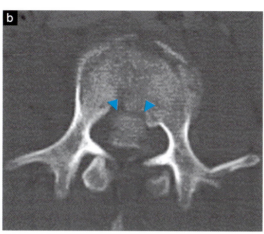

図2　腰椎 CT
骨折形態の把握に有用である。本症例では椎体が高度に破裂し，骨片が脊柱管内に突出している(矢頭)。
a：矢状断像
b：横断像

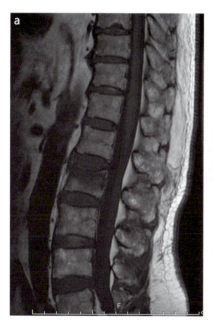
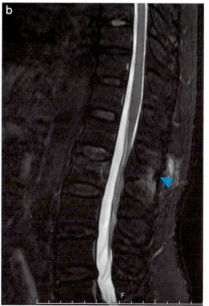

図3　腰椎 MRI
骨折した椎体はT1強調像で低信号，STIR高信号となる。特にSTIR像は後方靱帯損傷の診断に有用である(矢頭)。
a：T1強調像
b：STIR像

チグラフィーが骨折診断に有用な場合もある。

鑑別診断(図4, 5)

特に高齢者においては感染性脊椎炎や転移性脊椎腫瘍との鑑別をする必要がある。化膿性脊椎炎に関しては安静時の激しい腰痛，発熱や血液検査による炎症反応が特徴的であり，画像上は椎間板を挟んだ上下終板の信号変化，椎間板輝度変化，硬膜外膿瘍，腸腰筋膿瘍の存在が診断のきっかけとなる。転移性脊椎腫瘍に関しては，悪性疾患の既往や腫瘍マーカー測定が診断の手がかりとなる。画像上はpedicle sign，椎弓根に及ぶ信号変化，椎体外への腫瘍浸潤などが特徴であるが，鑑別が難しい場合も多く，転移性骨腫瘍を疑った際には組織生検することも必要である。

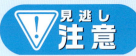

びまん性特発性骨増殖症(DISH)を伴う骨折(図6)

びまん性特発性骨増殖症(diffuse idiopathic skeletal hyperostosis；DISH)を合併している椎体骨折においては，脆弱な骨質と長いレバーアームによる応力集中により，骨折部に不安定性が残存し，保存療法では骨癒合が得られないことが多い。また，初診時に骨折と診断できず，後に転位して下肢麻痺を生じるケースがある。そのため，積極的にMRIを撮影して骨折を診断することが重要である。初診時に麻痺がなくても，力学的負荷が大きく，骨癒合が得られにくいうえに神経障害も生じやすいため，早期の脊椎固定術が推奨されている。

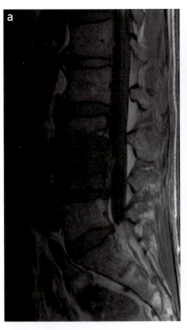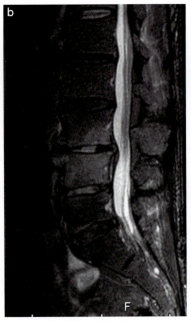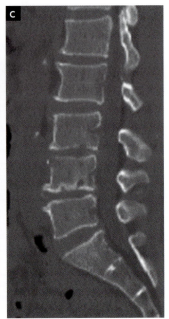

図4　腰椎 MRI，CT
椎間板を挟んで上下の終板に信号変化がみられる。CTでは虫食い様の骨溶解像がみられる。
体温39.8℃，血液検査でWBC 10,300，CRP 10と炎症所見がみられた。
a：MRI矢状断像(T1強調)
b：MRI矢状断像(STIR)
c：CT矢状断像

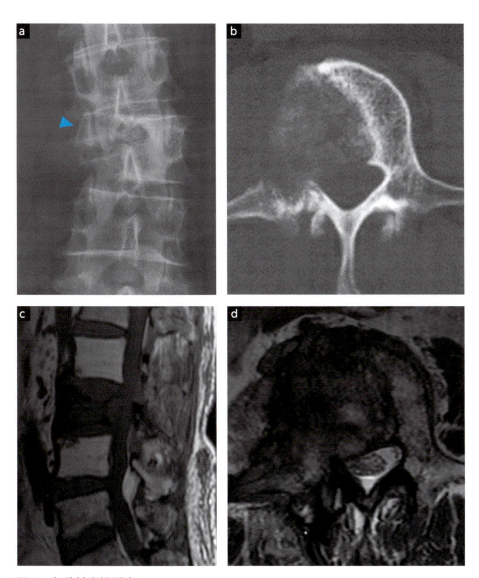

図5　転移性脊椎腫瘍
右L3椎弓根の消失がみられる (pedicle sign, 矢頭)。CTでは骨溶解しており，MRIでは椎弓根から椎体全体に信号変化が及び，ときに骨外への進展もみられる。
a：単純X線正面像
b：CT横断像
c：MRI矢状断像 (T1強調)
d：MRI横断像 (T2強調)

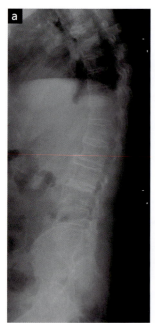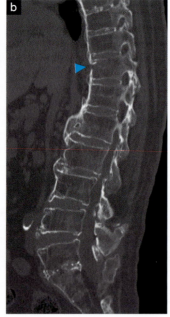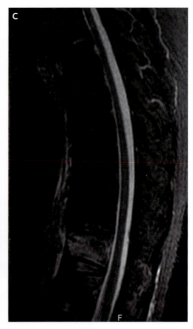

図6 びまん性特発性骨増殖症（DISH）を合併した椎体骨折
単純X線像のみでは椎体の変形がなく診断がつきにくい。CTでは前縦靱帯の骨化がみられる。
骨折部では骨性の連続が断たれている（矢頭）。MRIでは骨折椎体に信号変化がみられる。
a：単純X線側面像
b：CT矢状断像
c：MRI矢状断像（STIR）

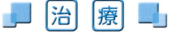

STEP 1 治療戦略（分類）

　脊椎外傷においては，その損傷が安定であるか不安定であるかを見極めることが治療方針決定のうえで重要である。脊椎骨折の分類に関してはDenisの3-column theoryが有名である。すなわち前縦靱帯，椎体前方部分をanterior column，椎体後方部分と後縦靱帯をmiddle column，椎弓，椎弓根，椎間関節，棘突起，黄色靱帯，棘上・棘間靱帯がposterior columnとされる。Middle columnの損傷がある場合には不安定損傷とされる。また損傷形態から分類するAO分類も広く使用されている。損傷形態からA型：圧迫損傷，B型：伸延損傷，C型：転位型に分類されている。

　一方，手術適応の判断に関しては，Thoracolumbar Injury Classification and Severity Score（TLICS）が有用である。TLICSは損傷形態，神経障害の程度，後方靱帯複合体損傷の有無の3つの要素から手術適応を簡便に判断できる分類である（**表1**）。合計点が3点以下では保存療法，5点以上では手術療法を推奨し，4点の場合は状況に応じて判断するとしている。骨粗鬆症性椎体骨折に関しては初診時の画像所見から椎体圧潰や偽関節に至る危険性の高い画像的特徴として立位・仰臥位での局所後弯角の差が大きいこと，MRI画像所見（T2強調像高輝度限局型，低輝度広範囲型），後壁損傷などが報告されている。これらの所見がある場合には，初期治療から厳重な管理と観察を行い，疼痛の程度，ADLの回復経過によっては早期からの手術治療介入を考慮してもよい。

表1 Thoracolumbar Injury Classification and Severity Score (TLICS)

治療方針の決定に有用なスコアリングである。合計点が3点以下では保存療法，5点以上では手術療法を推奨し，4点の場合は状況に応じて判断するとしている。

	point value
injury morphology	
compression	1
burst component	1
translational/rotational	3
distraction	4
PLC integrity	
intact	0
indeterminate	2
disrupted	3
neurological status	
intact	0
nerve root injury	2
complete	2
incomplete (cord or cauda equine)	3

（文献1より）

STEP 2 保存療法

　保存療法の適応としては，①圧迫損傷による安定型骨折，②神経症状がないもの，②Chance骨折（純粋な骨性損傷），④局所後弯角20°未満などである。ただし，高齢者に関しては一様ではなく，年齢・合併症・全身状態・ADLなどを考慮して総合的に判断する必要がある。保存療法の目標は後弯変形を残さないように，よりよいアライメントで骨癒合を得ることである。反張位での整復，ベッド上安静，体幹ギプス固定（または硬性コルセット）が一般的に行われている。体幹ギプス固定は胸骨上端から上前腸骨棘まで固定するように巻く。安静度や離床の時期に関しては，損傷の程度に応じて個別に判断する。

　高齢者においては長期間の安静臥床による廃用が危惧されるため，ある程度の後弯変形を許容してでも早期から離床させたほうがADL，QOL上よい場合もあり，患者ごとに判断せざるをえない。固定法に関して，著者らは硬性コルセットを用いているが，軟性コルセットでも差がないという報告もあり，いまだに見解の一致をみていない。装具は3カ月程度装着させ，画像上骨癒合を評価してから除去を許可する。骨粗鬆症性椎体骨折に関しては脆弱性椎体骨折を認めた時点で骨粗鬆症であり，続発性骨折を防ぐという点からも骨粗鬆症に対する薬物療法はとても重要である。骨折の連鎖により後弯変形，QOL低下，生命予後にまで影響が及ぶため，椎体骨折の治療の際に薬物療法が同時に行われているか確認することが望ましい（図7）。

保存療法 → 手術療法 のターニングポイント

　経過中に骨折転位の増悪，硬膜外血腫などによる下肢麻痺が出現した場合や，骨癒合遷延による腰痛の残存がある場合には手術療法が必要となる。特に，骨粗鬆症性椎体骨折に関しては初診時麻痺がなくても椎体の圧潰，後壁損傷による脊柱管への骨片突出，骨癒合不全などにより遅発性麻痺を呈する症例が少なくない（図8）。診断の遅れや不適切な治療が，ときに重篤な麻痺を生じて永続的な障害を残す可能性があることを肝に銘じておくべきである。

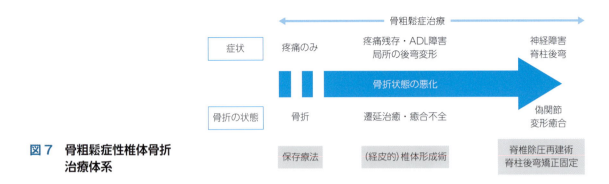

図7　骨粗鬆症性椎体骨折治療体系

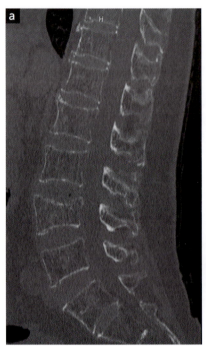
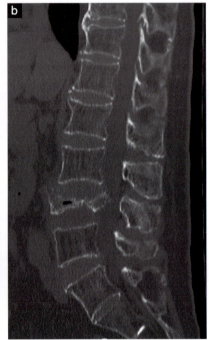

図8　椎体骨折遅発性麻痺
椎体骨折と診断されたが，簡易ベルトによる固定のみであった。受傷後1カ月で下肢痛，筋力低下が出現。椎体は圧潰し，骨片が脊柱管内に突出して硬膜を圧排していた。遅発性麻痺と診断し，手術加療を施行した。
a：CT矢状断像（受傷直後）
b：CT矢状断像（麻痺出現時）

STEP 3　手術療法（図9, 10）

　麻痺を伴った転位の大きな脱臼骨折などに関しては，整復の遅れが予後を左右するため緊急手術の適応である。ただ，多臓器損傷などにより，緊急手術が不可能な場合は全身状態が安定し手術可能となった時点で可及的早期の手術が必要である。一般的な手術時期としては受傷後1～2週間以内である。

　手術療法の目的は神経組織の除圧を行い神経症状の回復を図ることと，脊椎のアライメントを整えて安定性を得ることである。固定法の原則として損傷が小さく不安定性の軽度なものには後方からの

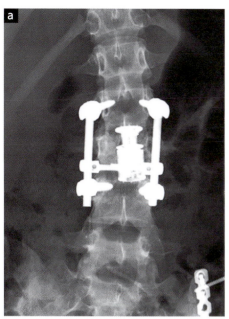
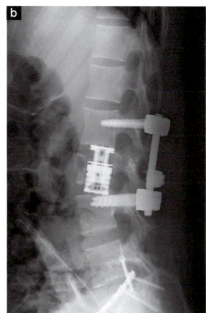

図9　破裂骨折に対する前後方固定術
手術侵襲は大きいが，短い固定範囲でより強固な固定が得られる．
a：腰椎X線正面像
b：腰椎X線側面像

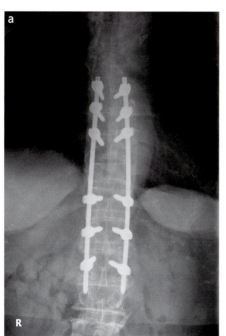
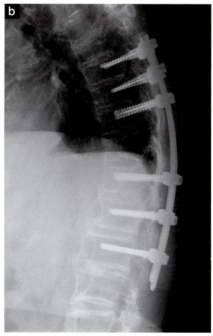

図10　DISHを伴う椎体骨折に対する経皮的椎弓根スクリューを使用した後方固定術
レバーアームの長い骨折であるため，長範囲の固定が必要である．
a：胸腰椎X線正面像
b：胸腰椎X線側面像

インストゥルメンテーションを用いた整復固定が行われ，高度なものには後方固定に加えて前方支柱再建も必要となる。また，骨折椎体に椎体形成術を併用した後方固定術を行う場合もある。固定範囲は短ければ短いほど隣接椎間への負担が軽減するため，特に高齢者においてはより短い固定範囲で強固な固定性を得る治療選択が必要となってくる。

近年は経皮的椎弓根スクリューの登場により，低侵襲な脊椎固定術も可能となってきている。先に述べたDISHを伴う骨折にはよい適応である。超高齢者の椎体骨折遷延治癒，癒合不全，偽関節では，侵襲の低い経皮的椎体形成術で対処できるうちに手術を行うのが望ましい。

（坂野友啓，戸川大輔）

文献

1) Vaccaro AR, Lehman RAJ, Hurlbert RJ, et al. A new classification of thoracolumbar injuries : the importance of injury morphology, the integrity of the posterior ligamentous complex, and neurologic status. Spine 2005 ; 30 : 2325-33.
2) Vaccaro AR, Oner C, Kepler CK, et al. AOSpine thoracolumbar spine injury classification system : fracture description, neurological status, and key modifiers. Spine 2013 ; 38 : 2028-37.
3) Denis F. The three column spine and its significance in the classification of acute thoracolumbar spinal injuries. Spine 1983 ; 8 : 817-31.
4) 坂野友啓, 戸川大輔. 脊椎外傷-捻挫から脊髄損傷まで（第3章）特異な病態 骨粗鬆症性椎体骨折ならびに偽関節. 脊椎脊髄ジャーナル 2016 ; 29 : 414-9.
5) Tsujio T, Nakamura H, Terai H, et al. Characteristic radiographic or magnetic resonance images of fresh osteoporotic vertebral fractures predicting potential risk for nonunion: a prospective multicenter study. Spine 2011 ; 36 : 1229-35.

索 引

和文

あ
亜急性腰痛	36
アキレス腱反射	46, 201
悪性頚椎腫瘍	35
悪性腫瘍	34, 166
―脊椎転移	215
悪性リンパ腫	58
亜脱臼	145
圧迫骨折	42, 57, 187
圧迫損傷	155
アロディニア	25
安静時痛	31, 134, 166, 181

い
胃	
―潰瘍	48
―十二指腸潰瘍	184
―未分化がん	172
医原性胸郭原性側湾症	76
移行椎	5, 207
意識障害	155
痛み	
―のOPQRST	30
―の質的評価	16
―の破局的思考評価尺度	188
―のメカニズム	22
―の量的評価尺度	15
位置覚障害	136
意欲低下	26
咽後膿瘍	62, 169

う
ウイルス感染	25
うつ	26, 49
運動障害	125, 136, 144, 207
運動神経変性疾患麻痺	130
運動麻痺	136, 210

え
会陰部神経症状	197
嚥下障害	144
炎症性破壊性病変	144
円背	112

お
横隔膜麻痺	155
黄色靱帯骨化症	104
黄色靱帯石灰化症	110
凹足	78
温痛覚障害	136
温痛覚麻痺	45

か
外側塊スクリュー	164
外側ヘルニア	207
階段困難	132
改訂Ghent基準	84
海綿状血管腫	99
解離性感覚障害	45
解離性大動脈瘤	179
化学的刺激	26
顎関節症	26
学童期特発性側湾症	76
下肢	
―温痛覚障害	131
―筋力低下	197
―痙性麻痺	131
―灼熱感	198
―神経症	206
―伸展挙上テスト	43, 49, 80, 200, 206
―脱力	198
―痛	37, 179, 197, 208
―放散痛	206
―麻痺	35, 131, 218
―冷感	42
下垂足	201
画像検査	56
化膿性脊椎炎	35, 57, 168, 179, 187, 208, 218
化膿性椎間板炎	35, 181
過敏性腸症候群	26
カフェオレ斑	42, 78
加齢	200
感覚障害	134
間欠跛行	33, 37, 197
環軸関節脱臼	160
環軸椎亜脱臼	35, 144
環軸椎回旋固定	41
関節唇損傷	52
関節包肥厚	24
関節リウマチ	23, 35, 144
感染症	34, 166, 208
感染性脊椎炎	215
完全麻痺	155, 215
環椎骨折	159
環椎歯突起間距離	145, 160
環椎歯突起骨折	35
関連痛	31

き
既往歴	34
偽関節	117, 187
気胸	48, 155
逆流性食道炎	112
球海綿体反射	155
急性大動脈解離	48
急性腰痛	36, 179
胸郭出口症候群	42
狭心症	48, 125
胸髄症	41
強直性脊椎炎	175
胸椎	2, 15, 22, 30, 40, 48, 56, 64, 68, 75, 94, 104, 112
―圧迫骨折	35
―椎体骨折	94
―の解剖	5
強度すべり症	192
胸背部痛	35
胸部腫瘍	48
胸部痛	125
胸腰仙椎装具	86
棘間靱帯機能不全	147
棘間靱帯損傷	159
棘突起叩打痛	181
棘突起ワイヤリング	164
虚血性心疾患	35
筋萎縮性側索硬化症	42
筋腱移行部圧痛	42
筋硬結	42
筋骨移行部圧痛	42
筋ジストロフィー	74
筋性疼痛	42
筋力低下	35, 104, 122, 134
筋力テスト	43

く
屈曲損傷	94, 155
クレフト像	120

け
頚胸椎移行部腫瘍	35
頚肩部痛	35
頚髄	
―圧迫	131
―腫瘍	35
―症	41
―損傷	154
痙性歩行	131, 135
頚椎	2, 15, 22, 30, 40, 48, 56, 64, 68, 75, 104, 112, 125, 134, 144, 154, 166

─外傷	150, 154	硬膜損傷	216	手内在筋萎縮	42
─回旋側屈変形	41	肛門反射	155	腫瘍性疾患	32, 208
─カラー	133, 163	後弯変形	192	小顎症	151
─索引療法	133	股関節外転筋力低下	41	上肢	
─伸展損傷	155	股関節疾患	51	─筋力低下	125
─損傷	154	呼吸障害	144, 155	─しびれ	42, 125
─脱臼骨折	154	骨棘形成	24	─痛	125
─椎間板ヘルニア	35, 134	骨形成不全症	78	─麻痺	35
─の解剖	2	骨硬化	60	症状誘発テスト	43
頚椎症	125, 134	骨髄浮腫	60	上殿皮神経障害	51
─性筋萎縮症	42	骨粗鬆症	31, 57, 112, 175, 181	上殿皮神経ブロック	53
─性神経根症	35, 125	─性椎体骨折	112, 216	小脳失調性歩行	41
─性脊髄症	25, 35, 60, 125	骨端輪骨折	207	上腕二頭筋腱反射	46
経皮的椎体形成術	122	骨破壊	148	触診	42
頚部		骨盤内臓器疾患	51	食欲低下	26
─運動制限	134, 144	混合型間欠跛行	200	徐脈	155
─神経根症	41	混合性疼痛	31	自律神経失調	26
─脊髄症	4			自律神経障害	155
─痛	42, 110, 125, 144, 166	**さ**		心因性疼痛	31, 141
─捻挫	154	座位保持バランス不全	192	腎盂腎炎	48
鶏歩	41	坐骨神経痛	26	侵害受容性疼痛	31, 141
血液系悪性腫瘍	174	サムサイン・リストサイン	80	腎がん	184
血液検査	56	サルコペニア	42	心筋梗塞	31, 48
結核性脊椎炎	208	三角筋反射	46	神経・筋原性側弯症	74
血管性間欠跛行	199	産褥	49	神経圧迫	25
血胸	155	残尿感	200	神経学的所見	43
月経困難症	49			神経絞扼	25
肩関節周囲炎	125	**し**		神経根	
肩関節疾患	35	視覚的評価尺度	15	─圧痕	8
健康関連教養	20	弛緩性麻痺	155	─圧迫	125
肩甲上肢型筋ジストロフィー	42	子宮筋腫	49	─型間欠跛行	200
肩甲上腕反射	46	子宮内膜症	184	─障害	35, 41
肩甲帯筋萎縮	42	軸圧損傷	94	─性疼痛	41, 110
肩甲部痛	166	軸椎下亜脱臼	144	─造影	61
幻肢痛	16, 26	軸椎関節突起間骨折	159	神経根症	3, 125, 134, 166, 197
原発性脊椎腫瘍	99, 179, 208	軸椎骨折	159	─性下肢痛	122
腱反射	104	軸椎歯突起骨折	159	─性疼痛	181
─亢進	35	四肢しびれ	104	神経障害	12, 218
現病歴	34	四肢麻痺	125	─性疼痛	17, 31, 141
		思春期特発性側弯症	56, 74	─性疼痛重症度評価ツール	18
こ		指床間距離	42	─性疼痛スクリーニング質問票	31
高エネルギー外傷	215	四肢冷感	184	─性の痛み	22
構音障害	144	視診	41	神経性間欠跛行	199
高血糖	25	自然気胸	35	神経切断	25
後縦靱帯骨化症	34, 104	膝蓋腱反射	46, 201	神経線維腫症	74
甲状腺がん	172	膝関代	46	神経脱落症状	181
後上腸骨棘圧痛	42	失調性歩行	131	腎結石	184
硬性墜落跛行	41	自動運転	154	進行麻痺	35
構築性側弯症	74	歯突起形成不全	150	心疾患	76
巧緻性障害	35, 131, 135, 144	自発痛	25	腎疾患	179
後頭神経痛	144	脂肪変性	60	腎腫瘍	48
後腹膜腫瘍	48	灼熱痛	25	心身症	49
後方靱帯複合体損傷	95	斜頚	160	新鮮骨折	216
硬膜圧迫	216	尺骨神経麻痺	42	靱帯骨化症	104
硬膜外血腫	159, 216	十二指腸潰瘍	48	振動覚障害	136
硬膜外膿瘍	35, 62, 168, 218	終板破壊像	208	心肺機能低下	112
		手指しびれ	144		

| 深部腱反射 | 207 |
| 深部反射消失 | 134 |

す

膵炎	48, 184
髄核の脱出	134
膵がん	184
垂直圧迫損傷	164
垂直性亜脱臼	144
睡眠障害	26
数値化評価尺度	16

せ

脆弱性骨折	214
青色強膜	78
成人脊柱変形	41
正中神経麻痺	42
脊髄	
―圧迫	163, 170
―腔造影	60
―空洞症	45, 59, 74
―係留症候群	83
―後索障害	41
―終糸症候群	60
―腫瘍	179, 207
―症	3, 45, 131, 134, 166, 200
―障害	145
―ショック	155, 214
―髄内病変	159
―損傷後疼痛	16, 26
―麻痺	94, 101
―痙性歩行	41
脊柱管狭窄	57, 131, 186, 197, 207
脊柱管前後径	145, 160
―狭窄	131
―のすべり	131
脊柱管内ヘルニア	206
脊柱	
―後弯	112, 200
―所見	42
―側弯	74, 200
―変形	34, 42
脊椎	
―アライメント異常	121
―炎	32, 197
―外傷	5
―カリエス	60, 169, 179
―関節炎	187
―腫瘍	58, 171
―靱帯骨化症	26
―椎体骨折	112
―転移	59
―の解剖	2
―病変	181
―分離	7

―変性疾患	34
脊椎骨折	215
―の分類	220
線維筋痛症	26
線維輪亀裂	3
線維輪断裂	134
遷延性排尿	200
遷延治癒	117
仙結節靱帯圧痛	42
仙髄機能遺残	155
喘息	76
仙腸関節疾患	51
仙腸関節障害	42
先天性側弯症	74
先天性腰椎すべり症	81
前立腺がん	172
前立腺肥大	200

そ

早期発症側湾症	76
足関節上腕血圧比	203
足間代(クローヌス)	46, 104, 131
側弯症	42
側弯変形	192

た

帯状疱疹	42
―後神経痛	26
大腿神経伸展テスト	43, 80, 200, 206
体動困難	113
大動脈解離	32
大動脈瘤	32, 48
多根性障害	198
多臓器損傷	215
多椎間椎間板変性	34
脱臼骨折	59, 97
脱髄	25
多発性骨髄腫	58
多発性脊椎損傷	94
胆嚢炎	48
胆嚢結石	48

ち

知覚検査	45
知覚障害	125, 136, 144, 207
遅発性神経麻痺	112
中枢性脳卒中後疼痛	26
中脳辺縁ドパミン	26
長期増強現象	25
腸腰筋膿瘍	35, 218
陳旧性骨折	57, 216

つ

椎間関節	
―片側脱臼	158
―骨棘	125
―破壊	147

椎間孔	
―外ヘルニア	207
―狭窄	125, 197, 208
―狭小	137
椎間板	
―炎	59
―腔狭小	137, 181
―腔骨棘形成	137
―後方突出	159
―造影	61
―ヘルニア	31, 59, 134, 206
―変性	60, 125, 206
―膨隆	207
椎弓形成術	111, 133
椎弓根	
―骨溶解像	208
―スクリュー	90, 101, 148, 164, 174
―像消失	58
―破壊	181
椎骨動脈走行異常	148
椎骨脳底動脈灌流障害	144
椎体	
―圧潰	181, 216
―形成術	122
―骨折	31, 57, 179, 197, 216
―終板不整像	181
―すべり	147
―ブロック	121
―変形	125
痛覚投射経路	22

て

低血圧	155
低体温	155
定量的評価法	115
適応障害	49
転移性骨腫瘍	171
転移性脊椎腫瘍	31, 57, 99, 179, 187, 197, 208, 218
電撃痛	25
殿部痛	37, 179, 197

と

頭蓋直達牽引	163
動作時痛	31
疼痛性側弯	206
疼痛跛行	41
疼痛抑制機能低下による痛み	22
糖尿病	34, 62
―性神経障害	26
―性腎症	62
頭部外傷後の痛み	26
特発性脊柱側弯症	74
徒手筋力テスト	80
突然死	144

な

内臓器合併症	192
軟骨無形成症	150
軟性墜落跛行	41

に

二分脊椎	78
日本整形外科学会頚髄症治療成績判定基準	132
乳がん	172
乳児期特発性側弯症	76
ニューヨーク改訂基準	175
尿管がん	184
尿管結石	48, 184
尿失禁	200
尿勢低下	200
尿路疾患	179
妊娠	49
認知行動療法	193

ね

寝違え	35
熱的刺激	25

の

脳性麻痺	74, 150
脳由来神経栄養因子	25

は

パーキンソン病	24
肺がん	35, 172
肺尖部肺がん	35
排尿障害	132, 206
発育性脊柱管狭窄	57, 137
発熱	31
馬尾型間欠跛行	200
馬尾腫瘍	179, 208
馬尾症候群	181
破裂骨折	59, 216
ハローベスト固定	163
半椎	81
半定量的評価法	115

ひ

非構築性側弯症	74
腓骨神経麻痺	41
非定型脊椎炎	60
非特異的腰痛	36
腓腹筋仮性肥大	42
びまん性特発性骨増殖症	101, 175, 218
ピン痛覚検査	45
頻尿	200

ふ

不完全麻痺	155
複合性局所疼痛症候群	26, 31, 42
腹式呼吸	155
腹部大動脈瘤	184
不顕性骨折	216
婦人科系疾患	179
不全麻痺	215
粉砕骨折	59

へ

閉塞性動脈硬化症	42
ヘルスリテラシー	20
変形性股関節症	52
変形性脊椎症	110, 147, 197
変性すべり	197
変性側弯	208

ほ

膀胱がん	184
膀胱直腸障害	35, 118, 125, 181, 200
歩行障害	33, 104, 112, 135, 144
歩行負荷テスト	201
勃起症状	200
歩容	41

ま

麻痺性イレウス	155
慢性的疲労感	26
慢性腰痛	26, 36, 186

み・む

ミクログリア	25
無症候性ヘルニア	208

や

夜間痛	31
薬物アレルギー	34

ゆ

有効脊柱管前後径	105
遊走腎	48
有痛性筋萎縮症	130
有毛斑	78
癒合椎	81

よ

腰仙椎神経根奇形	202
腰椎	2, 15, 22, 30, 40, 48, 56, 64, 68, 75, 104, 112
—外傷	215
—前屈制限	206
—椎間板ヘルニア	26, 41, 179, 200, 206
—の解剖	6
—分離症	42, 81, 208
—類骨骨腫	61
腰痛	36, 60, 179, 186, 197, 206
—診療ガイドライン	181
腰背部痛	42, 112, 175
腰部脊柱管狭窄	26, 37, 179, 197

り

理学所見	40
梨状筋症候群	52
立位保持バランス不全	192
流注膿瘍	169
両手のしびれ	135
輪状披裂関節炎	151

る

類骨骨腫	61
涙滴骨折	164

ろ

肋間筋麻痺	155
肋骨骨折	35

欧文

A

Adams test	77
Allen-Ferguson 分類	161
allodynia	25
Anderson 分類	159
ankle brachial pressure index (ABI)	203
ankle clonus	46
arteriosclerosis obliterans (ASO)	42
atlantoaxial subluxation (AAS)	144
atlantodental interval (ADI)	145, 160

B

Babinski 反射	46, 131, 201
balloon kyphoplasty (BKP)	122
bamboo spine	175
Bragard test	206
brain-derived neurotrophic factor (BDNF)	25
Brown-Séquard 症候群	45
BS-POP 質問票	188
Burns' test	49

C

calcium phosphate cement (CPC)	122
Carter の5徴	80
chance 骨折	97
Chiari 奇形	83
clavicle position	81
claw sign	60
Cobb 角	84
Cock Robin 変形	41, 160
complex regional pain syndrome (CRPS)	26, 31, 42
compression injury	164
compression test	51
compromised host	168
Cotrel-Dubousset (CD) instrumentation	90

D・E

diffuse idiopathic skeletal hyperostosis (DISH)	101, 175, 218
DN4	17
Down症候群	35, 150
Duchenne型筋ジストロフィー	42
dysesthesia	25
early onset scoliosis (EOS)	76

F

failed back surgery syndrome (FBSS)	205
femoral nerve stretch test (FNST)	43, 80, 200, 206
finger escape sign	131, 137
finger floor distance (FFD)	42
flexion adduction external rotation (FABER) test	52
flexion adduction internal rotation and extension (FADIRE) test	51
flexion, adduction and internal rotation (FAIR) test	52
flip test	43, 49
Frankel分類	155
Freiberg test	53

G

Gaenslen test	43, 51
Griffiths分類	168

H

hangman骨折	159
Harrington rod	90
health literacy	20
high intensity zone	60
high-riding VA	148
Hoffmann反射	46, 131, 144
Hoover test	43, 49
hydroxyapatite (HA) ブロック	122
hyperalgesia	25

J

Jackson test	135
Jefferson骨折	159
JOA score	132

K

Kemp徴候	43, 200
key hole foraminotomy	130
King-Moe分類	81
Klippel-Feil症候群	81

L

Lasègue test	206
Lavine分類	159
Leeds Assessment of the Neuropathic Symptoms and Signs Pain Scale (LANSS)	17
Lenke分類	90
Lhermitte徴候	136
long-term potentiation (LTP)	25
Luschka関節変形性変化	137

M

manual muscle testing (MMT)	80
Marfan症候群	42, 74
McGregor線	146
mesolimbic dopamine system	26
Milwaukee brace	86
Modic change	167
Modic分類	60
Morley test	42
MRT	59
myelopathy hand	131, 137, 144

N

neuropathic pain symptom inventory (NPSI)	18
Newest Vital Sign (NVS)	20
Newton test	51
nidus	61
non-organic sign	49
numerical rating scale (NRS)	16, 31

O

ossification of ligament flavum (OLF)	104
ossification of posterior longitudinal ligament (OPLL)	34, 104
owl's winking sign	208

P

Pace test	53
pain drawing	31
painDETECT	17, 31
Pancoast腫瘍	35
Parkinson歩行	41
patellar clonus	46
Patrick test	43, 52
peak height velocity (PHV)	85
pedicle screw (PS)	148
persistent pain	25
polka dot sign	99
posterior ligamentous complex (PLC)	95

Q・R

quantitative measurement (QM法)	115
Ranawat分類	145
red flag	36, 57, 186
Redlund-Johnell値	146
reverse Lhermitte徴候	43
Risser sign	81
Romberg徴候	131

S

sacral sparing	155
scapulohumeral reflex (SHR)	46
Schmorl結節	167
semiquantitative method (SQ法)	115
Semoto-nagano式夜間装具	86
shoulder abduction release sign	136
space available for spinal canal (SAC)	105, 145, 160
spastic gait	41
spinal shock	155
Spine painDETECT	17, 31
spondyloarthritis (SpA)	187
Spurling test	43, 125, 135
STarT Back質問票	188
steppage gait	41
straight leg raising (SLR)	43, 49, 80, 200, 206
subaxial subluxation (SAS)	144

T

teardrop fracture	164
tension band損傷	95
thoraco-lumbo-sacral orthosis (TLSO)	86
Thoracolumbar Injury Classification and Severity Score (TLICS)	220
Tinel徴候	42
Tokuhashi score	174
Tomita surgical classification	174
Trendelenburg歩行	41
Trömner反射	144

U・V

under arm brace	85
verbal rating scale	15
vertebroplasty (VP)	122
vertical subluxation (VS)	144
visual analogue scale (VAS)	15, 31
von Recklinghausen病	42

W

Williams test	51
winking owl sign	58
Wright test	42

その他

10秒テスト	131, 137
2型糖尿病	24
3-column theory	95, 220

整形外科　日常診療のエッセンス　脊椎

2019年3月10日　第1版第1刷発行

■編　集　紺野愼一　　こんの　しんいち
■発行者　三澤　岳
■発行所　株式会社メジカルビュー社
　　　　　〒162-0845 東京都新宿区市谷本村町2-30
　　　　　電話　03(5228)2050(代表)
　　　　　ホームページ http://www.medicalview.co.jp/

　　　　　営業部　FAX 03(5228)2059
　　　　　　　　　E-mail　eigyo@medicalview.co.jp

　　　　　編集部　FAX 03(5228)2062
　　　　　　　　　E-mail　ed@medicalview.co.jp

■印刷所　シナノ印刷株式会社

ISBN978-4-7583-1866-2 C3347

©MEDICAL VIEW, 2019.　Printed in Japan

・本書に掲載された著作物の複写・複製・転載・翻訳・データベースへの取り込みおよび送信（送信可能化権を含む）・上映・譲渡に関する許諾権は，(株)メジカルビュー社が保有しています．

・JCOPY〈出版者著作権管理機構　委託出版物〉
本書の無断複製は著作権法上での例外を除き禁じられています．複製される場合は，そのつど事前に，出版者著作権管理機構（電話 03-5244-5088, FAX 03-5244-5089, e-mail：info@jcopy.or.jp）の許諾を得てください．

・本書をコピー，スキャン，デジタルデータ化するなどの複製を無許諾で行う行為は，著作権法上での限られた例外（「私的使用のための複製」など）を除き禁じられています．大学，病院，企業などにおいて，研究活動，診察を含み業務上使用する目的で上記の行為を行うことは私的使用には該当せず違法です．また私的使用のためであっても，代行業者等の第三者に依頼して上記の行為を行うことは違法となります．